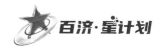

万物可视

临床研发可视化应用十大场景

李高扬　廖珊妹　李　蹊◎主　编
百济神州　数字健康社区◎组织编写

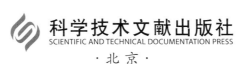

科学技术文献出版社
SCIENTIFIC AND TECHNICAL DOCUMENTATION PRESS
·北京·

图书在版编目（CIP）数据

万物可"视"：临床研发可视化应用十大场景 / 李高扬，廖珊妹，李蹊主编；百济神州，数字健康社区组织编写. —北京：科学技术文献出版社，2024.5（2024.8重印）

ISBN 978-7-5235-1226-5

Ⅰ.①万　Ⅱ.①李　②廖　③李　④百　⑤数　Ⅲ.①临床药学—药效试验—可视化软件—数据管理—研究报告—中国　Ⅳ.① R969.4

中国国家版本馆 CIP 数据核字（2024）第 051594 号

万物可"视"——临床研发可视化应用十大场景

策划编辑：崔　静　责任编辑：崔　静　梅　玲　　责任校对：张永霞　责任出版：张志平

出　版　者	科学技术文献出版社
地　　　址	北京市复兴路15号　　邮编　100038
出　版　部	（010）58882943，58882087（传真）
发　行　部	（010）58882868，58882870（传真）
邮　购　部	（010）58882873
官方网址	www.stdp.com.cn
发　行　者	科学技术文献出版社发行　全国各地新华书店经销
印　刷　者	北京时尚印佳彩色印刷有限公司
版　　　次	2024 年 5 月第 1 版　2024 年 8 月第 2 次印刷
开　　　本	889×1194　1/16
字　　　数	233千
印　　　张	12.25
书　　　号	ISBN 978-7-5235-1226-5
审　图　号	GS京（2024）0558号
定　　　价	128.00元

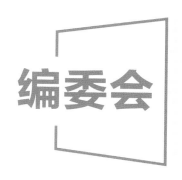

编委会

主　编

李高扬　羚研创新（北京）健康科技有限公司 DCT 负责人兼 CEO

廖珊妹　百济神州全球上市后统计及真实世界证据负责人、执行总监

李　蹊　映恩生物科技（上海）有限公司数据管理总监（负责人）

编　委

王培丽　润尔眼科药物（广州）有限公司数据高级经理

张晓薇　百济神州全球上市后统计及真实世界证据副总监

蔡珮蘅　上海熙华医学技术有限公司临床药理经理

初晓玉　润尔眼科药物（广州）有限公司药物警戒总监

黄天娇　罗氏投资（中国）有限公司信息化投资组合和战略产品经理

阙兆麟　北京康茂峰科技有限公司 eCTD 团队负责人

孙殿龙　百济神州数据管理总监

于　童　浙江太美医疗科技股份有限公司科技解决方案副总监

谢　丽　天津开心生活科技有限公司创新医学与真实世界证据部高级总监

徐海涛　杭州泰格医药科技股份有限公司数据科学部副总监

姚向明　杭州泰格医药科技股份有限公司数统事业部副总裁

高　杰　宜明昂科生物医药技术（上海）股份有限公司医学总监

蒋哲敏　百济神州区域临床试验管理副总监

盛勤芬　翼健（上海）信息科技有限公司生命科学解决方案总监

唐开燕　富启睿医药研发（北京）有限公司医药临床运营经理

许荣怀　上海耀乘健康科技有限公司临床技术服务与咨询副总裁

尤清菊　赛诺菲（中国）投资有限公司基于风险的监察负责人

张　妲　赛诺菲（中国）投资有限公司首席中心化监查员

钱　晔　天津开心生活科技有限公司临床数据管理副经理

陈君超　上海中医药大学助理研究员

刘　洁　百济神州科学编程副总监

徐　圣　百济神州全球上市后统计及真实世界证据首席统计师

张小娟　赛纽仕医药信息咨询（北京）有限公司真实世界与后期研究总监

杜　娟　星析医药数据科技（北京）有限公司统计分析总监

审稿专家

冯　胜　精鼎医药研究开发（上海）有限公司副总裁

谢　萍　住友制药（苏州）有限公司运营总监

颜崇超　江苏恒瑞医药股份有限公司临床数据科学中心首席数据官

魏朝晖　杭州泰格医药科技股份有限公司首席统计专家

袁　园　百济神州药物安全和药物警戒负责人（生物科技单元）

吴　晶　天津大学药学院教授、博士生导师

顾　薇　映恩生物科技（上海）有限公司首席医学官

张　艳　北京万宁睿和医药科技有限公司负责人

武晓捷　复旦大学附属华山医院临床药理研究中心副主任

吉申齐　辉瑞（中国）研究开发有限公司亚洲区药品注册文件出版负责人

内容简介

近年来临床试验数据量呈指数级增加，临床相关人员在数据审阅和分析过程中遇到了新的挑战。一方面要求将分析结果精准地传达给决策者以辅助试验的策略制定；另一方面要求加速有效信息获取来帮助改善患者的治疗效果。使用合理的可视化工具，同时基于丰富的可视化模型进行数据审核和分析，能更轻松地揭示数据关系，实时显示数据状态，更容易呈现出数据模式和数据趋势。

为了更好地提高数据的利用率，本书从临床上的十大场景出发，对数据可视化的技术进行分析、探讨和实践分享，从可视化需求、技术现状及可及性、可视化的应用场景、通用原则等维度进行理论和实践案例的阐述和分享。

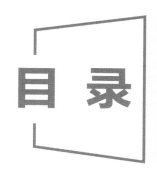

目　录

第**1**章

临床运营可视化

1.1 项目管理的工作职责和内容

1.1.1 项目管理的定义

项目管理者在有限的资源约束下，运用系统的方法和理论，对项目涉及的全部工作进行有效管理，即对项目的全过程进行计划、组织、协调、实施、质量控制和评价，以实现项目目标。

1.1.2 项目管理的工作内容

（1）项目整合管理

为确保各种项目要素协调运作，对冲突目标进行权衡折中，最大限度满足项目相关人员的要求和期望。项目管理过程包括：制定项目管理计划；指导与管理项目日常工作；管理项目知识并组织团队学习；监控项目工作，跟踪、审查和报告项目进展，以实现项目管理计划中设定的绩效目标；审查所有变更请求，批准变更，管理可交付成果、项目文件和项目管理计划的变更，对变更结果进行沟通；终结项目、文件归档、财务结算以及归纳总结。

（2）项目进度管理

为确保项目各阶段达成的时效性而进行的一系列管理过程，包括阶段目标的拆解、排序、时间预估、进度管控，以及调整标准和机制等。

（3）项目成本管理

为确保项目费用在可控的成本范围内而进行的管理过程，包括合理的成本预算、资源优化配置、项目推进过程的费用控制、定期审核费用及合理调整的机制等。

（4）项目质量管理

为确保项目达到所规定的质量要求而实施的一系列管理过程，包括质量 / 风险管理计划、质量控制计划、稽查计划等。

（5）项目资源管理

为确保项目最有效地利用人力和物料资源而进行的一系列管理内容，包括组织的规划、团队的搭建与协作、人员的选聘和绩效管理、供应商的管理、物资的分配等。

（6）项目文档管理

为确保临床试验各阶段所产生的试验文档的真实性、准确性和完整性而实施的文档管理工作，包括文件的设计、制定、修订、审核、批准、撤销、发布、培训、归档及销毁等一系列过程的管理活动。

1.2　项目管理可视化应用的场景

1.2.1　项目进度管理

在数字化平台中，管理者可以根据公司整体研发管线（Pipeline）及各项目的规划，设定项目以何种方式及何时达成各阶段目标，并确定呈现形式。同时，数字化平台也可作为同步各方信息的工具，以及绩效管理的基础。如图 1-1 至图 1-13 所示，根据各项目的信息生成可视化图表或数据表单，多维度呈现项目进度，如项目里程碑、启动前阶段、项目启动、项目入组等。

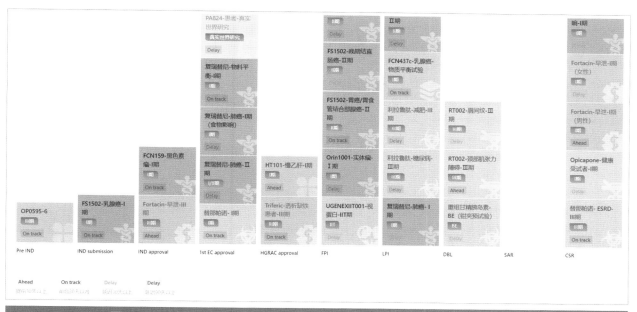

图 1-1　企业层面总览各产品的开发阶段（引自太美医疗科技界面图）

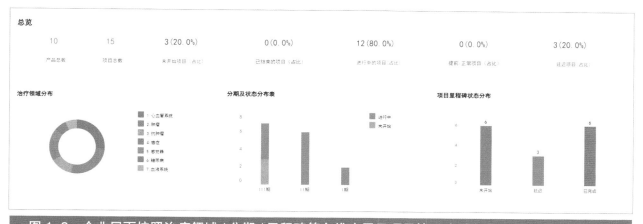

图 1-2　企业层面按照治疗领域 / 分期 / 里程碑等多维度展示项目情况（引自太美医疗科技界面图）

1.2.1.1 项目里程碑设计和管理

项目里程碑是指项目中的重要时点或者事件。信息化平台可基于里程碑清单设定所有里程碑，并指明各里程碑的重要层级。以计划和实际时间点的匹配情况，呈现项目进展的达成情况（图1-3至图1-6）。

STUDY OVERVIEW/项目概览 -- **MILESTONE/里程碑**

关键里程碑	原计划	最新计划	实际日期	备注
试验前准备	2020/01/10	2018/10/31	2018/10/30	-
撰写PMP	2019/12/26	2018/10/31	2018/10/15	-
获得NMPA批件	2019/11/14	2018/06/01	2018/05/31	-
团队建立	2019/11/27	2018/06/30	2018/06/24	-
方案初稿、IB手册、ICF、CRF设计	2019/12/11	2018/08/31	2018/08/26	-
方案讨论会	2020/01/10	2018/10/31	2018/10/30	-
中心验证和研究者会	2020/03/23	2019/03/31	2019/03/31	-
中心可行性调研	2020/01/25	2019/01/31	2019/01/28	-
中心筛选访视	2020/02/07	2019/02/28	2019/03/03	-
中心名单确认	2020/02/22	2019/03/09	2019/03/10	-
试验启动前研究者会	2020/03/08	2019/03/17	2019/03/15	-
方案定稿	2020/03/23	2019/03/31	2019/03/31	-
伦理递交及启动	2020/08/18	2019/07/31	2019/07/31	-
撰写伦理递交资料文件包	2020/04/07	2019/04/15	2019/04/11	-
首家中心伦理资料递交	2020/04/22	2019/04/30	2019/04/28	-
首家中心伦理通过	2020/05/31	2019/05/31	2019/05/30	-
国家局、遗传办备案	2020/06/14	2019/06/30	2019/06/26	-
首家中心合同签署	2020/06/28	2019/07/15	2019/07/14	-

图 1-3 里程碑设定（引自太美医疗科技界面图）

研究产品: 全部　　适应症: 全部　　项目状态: 全部　　项目选择: 全部　　[查询] [导出] [列▽]

项目经理: 全部　　项目分级: 全部

项目名称	适应症	当前状态	当前阶段	里程碑进度	当前里程碑	当前里程碑计划开始时间	上一个	操作
评价A013对比拉帕替尼联合卡培他滨在经曲妥珠…	Her2阳性乳腺癌	已完成	-	100.0%	--		2024/	中心里程碑
苹果酸舒替尼辅助治疗肾细胞癌患者的临床研…	肾细胞癌	延迟	启动	26.0%	遗传办通过	2023/06/01	2023/	中心里程碑
静脉栓塞系统器械项目（用于下肢静脉曲张治…	血液循环	延迟	执行	45.0%	末例受试者入组	2023/07/01	2022/	中心里程碑
溶栓药物研究		未开始	-	20.0%	--		2023/	中心里程碑
一项多中心、随机、双盲、安慰剂平行对照评…	糖尿病	已完成	-	100.0%	--		2026/	中心里程碑
谷美替尼联合奥希替尼治疗非小细胞肺癌患者的…	肺小细胞癌	延迟	启动	100.0%	测试节点1	2023/12/19	2022/	中心里程碑
阿昔替尼治疗转移性肾细胞癌	肾细胞癌	已完成	-	100.0%	--		2022/	中心里程碑

a

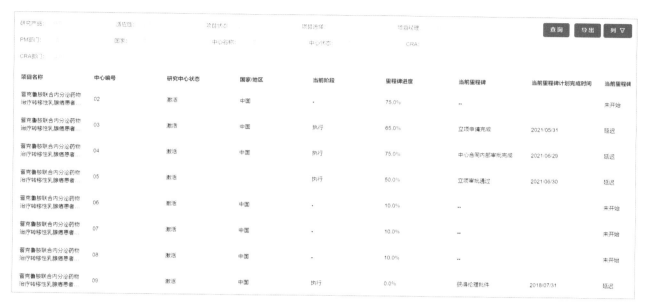

项目名称	中心编号	研究中心状态	国家/地区	当前阶段	里程碑进度	当前里程碑	当前里程碑计划完成时间	当前里程碑
普克鲁胺联合内分泌药物治疗转移性乳腺癌患者…	02	激活	中国	-	75.0%	..		未开始
普克鲁胺联合内分泌药物治疗转移性乳腺癌患者…	03	激活	中国	执行	65.0%	立项申请完成	2021/05/31	延迟
普克鲁胺联合内分泌药物治疗转移性乳腺癌患者…	04	激活	中国	执行	75.0%	中心合同内部审批完成	2021/06/29	延迟
普克鲁胺联合内分泌药物治疗转移性乳腺癌患者…	05	激活		执行	50.0%	立项审批通过	2021/06/30	延迟
普克鲁胺联合内分泌药物治疗转移性乳腺癌患者…	06	激活	中国	-	10.0%	..		未开始
普克鲁胺联合内分泌药物治疗转移性乳腺癌患者…	07	激活	中国	-	10.0%	..		未开始
普克鲁胺联合内分泌药物治疗转移性乳腺癌患者…	08	激活	中国	-	10.0%	..		未开始
普克鲁胺联合内分泌药物治疗转移性乳腺癌患者…	09	激活	中国	执行	0.0%	获得伦理批件	2018/07/31	延迟

b

图 1-4　企业层面里程碑追踪（引自太美医疗科技界面图）

里程碑名称	阶段	首次计划时间	调整计划时间	实际时间	完成状态	备注	操作
中心可行性调研	准备	○ 开始：2021-11-01 ○ 结束：2021-12-01 ○ 耗时：31 天	○ 开始：.. ○ 结束：.. ○ 耗时：..	○ 开始：2021-11-13 ○ 结束：2021-12-01 ○ 耗时：19 天	● 已完成，正常		修改 删除 协作 痕迹
试验启动前研究者会	准备	○ 开始：2021-12-25 ○ 结束：2022-01-15 ○ 耗时：22 天	○ 开始：.. ○ 结束：.. ○ 耗时：..	○ 开始：2022-01-05 ○ 结束：2022-01-05 ○ 耗时：1 天	● 已完成，提前 10 天		修改 删除 协作 痕迹
方案定稿	准备	○ 开始：2022-01-06 ○ 结束：2022-02-18 ○ 耗时：44 天	○ 开始：.. ○ 结束：.. ○ 耗时：..	○ 开始：2022-02-01 ○ 结束：2022-02-15 ○ 耗时：15 天	● 已完成，提前 3 天		修改 删除 协作 痕迹
首家中心伦理通过	启动	○ 开始：2022-02-09 ○ 结束：2022-02-28 ○ 耗时：20 天	○ 开始：.. ○ 结束：.. ○ 耗时：..	○ 开始：2022-02-10 ○ 结束：2022-02-17 ○ 耗时：8 天	● 已完成，提前 11 天		修改 删除 协作 痕迹
首家中心启动	启动	○ 开始：2022-02-03 ○ 结束：2022-02-17 ○ 耗时：15 天	○ 开始：.. ○ 结束：.. ○ 耗时：..	○ 开始：2022-02-05 ○ 结束：2022-02-05 ○ 耗时：1 天	● 已完成，提前 12 天		修改 删除 协作 痕迹
首例受试者入组	执行	○ 开始：2022-02-16 ○ 结束：2022-02-22 ○ 耗时：7 天	○ 开始：.. ○ 结束：.. ○ 耗时：..	○ 开始：2022-02-16 ○ 结束：2022-02-16 ○ 耗时：1 天	● 已完成，提前 6 天		修改 删除 协作 痕迹
受试者入组20%	执行	○ 开始：2022-03-03 ○ 结束：2022-04-10 ○ 耗时：39 天	○ 开始：.. ○ 结束：.. ○ 耗时：..	○ 开始：2022-07-23 ○ 结束：2022-07-23 ○ 耗时：1 天	● 延期完成，延迟 104 天		修改 删除 协作 痕迹
受试者入组50%	执行	○ 开始：2023-04-14 ○ 结束：2023-04-29	○ 开始：.. ○ 结束：..	○ 开始：2023-04-14 ○ 结束：2023-04-29	● 已完成，正常		修改 删除 协作 痕迹

a

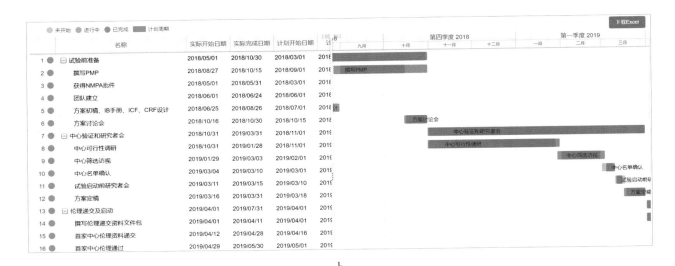

b

图1-5 项目层面里程碑追踪的可视化图表（引自太美医疗科技界面图）

里程碑名称	阶段	首次计划时间	调整计划时间	实际时间	完成状态	备注		操作
获得伦理批件	启动	○ 开始: 2019-05-01 ○ 结束: 2019-05-31 ○ 耗时: 31 天	○ 开始: — ○ 结束: — ○ 耗时: —	○ 开始: 2019-04-29 ○ 结束: 2019-05-30 ○ 耗时: 32 天	● 已完成, 提前 1 天			修改 概述 文件计划
合同签署	启动	○ 开始: 2019-07-01 ○ 结束: 2019-07-15 ○ 耗时: 15 天	○ 开始: — ○ 结束: — ○ 耗时: —	○ 开始: 2019-06-27 ○ 结束: 2019-07-14 ○ 耗时: 18 天	● 已完成, 提前 1 天			修改 概述 文件计划
启动会	启动	○ 开始: 2019-07-22 ○ 结束: 2019-07-31 ○ 耗时: 10 天	○ 开始: — ○ 结束: — ○ 耗时: —	○ 开始: 2019-07-22 ○ 结束: 2019-07-31 ○ 耗时: 10 天	● 已完成, 正常			修改 概述 文件计划
首例受试者入组	执行	○ 开始: 2019-08-01 ○ 结束: 2019-08-31 ○ 耗时: 31 天	○ 开始: — ○ 结束: — ○ 耗时: —	○ 开始: 2019-08-05 ○ 结束: 2019-08-15 ○ 耗时: 11 天	● 已完成, 提前 16 天			修改 概述 文件计划
最后一例受试者入组	执行	○ 开始: 2020-12-01 ○ 结束: 2020-12-31 ○ 耗时: 31 天	○ 开始: 2021-03-08 ○ 结束: 2021-04-15 ○ 耗时: 39 天	○ 开始: 2021-03-09 ○ 结束: 2021-04-12 ○ 耗时: 35 天	● 已完成, 提前 3 天			修改 概述 文件计划
最后一次受试者访视	执行	○ 开始: 2021-06-01 ○ 结束: 2021-06-30 ○ 耗时: 30 天	○ 开始: 2021-09-01 ○ 结束: 2021-09-30 ○ 耗时: 30 天	○ 开始: 2021-09-20 ○ 结束: 2021-09-28 ○ 耗时: 9 天	● 已完成, 提前 2 天			修改 概述 文件计划
末次监查	收尾	○ 开始: 2021-06-15 ○ 结束: 2021-07-15 ○ 耗时: 31 天	○ 开始: 2021-10-01 ○ 结束: 2021-10-15 ○ 耗时: 15 天	○ 开始: 2021-10-11 ○ 结束: 2021-10-14 ○ 耗时: 4 天	● 已完成, 提前 1 天			修改 概述 文件计划

a

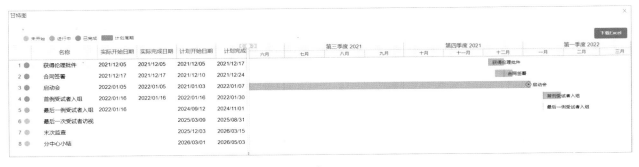

b

图1-6 中心层面里程碑追踪的可视化图表（引自太美医疗科技界面图）

1.2.1.2　项目任务分解

项目管理者需要对任务进行分解，且分解的任务需要尽可能细化，借助系统内工具推送至执行人员，使执行人员明确自己的任务，并用具体的参数在系统中可视化地追踪和分析任务状态。如图 1-7 所示，项目经理（Project Manager，PM）在系统中确定项目的任务、任务的责任人、计划完成时间等信息，计划发布后系统就会立即自动通知到责任人，并追踪进展，大大提高了项目经理可视化管理的效率。

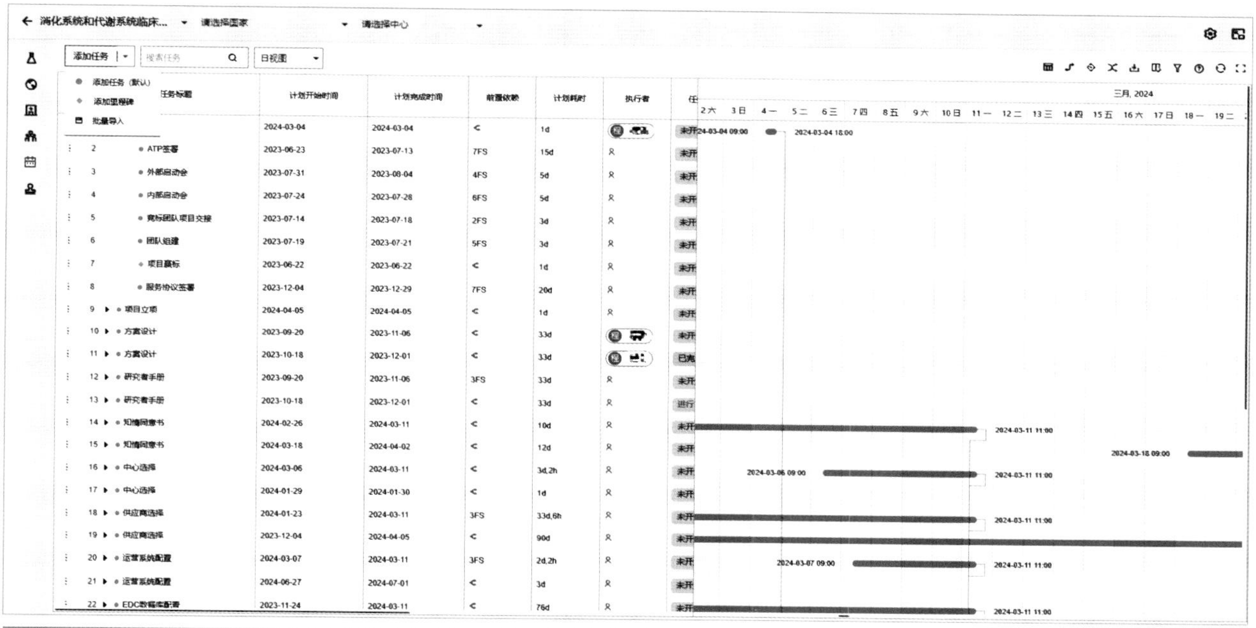

图 1-7　任务分解（引自太美医疗科技界面图）

1.2.1.3　临床试验流程中的进度可视化设计与运用

（1）中心①筛选流程

中心筛选流程包括中心资质确认、主要研究单位及主要研究者筛选、合作研究单位及研究者筛选、主要研究者意向性拜访与洽谈、机构意向性洽谈及临床试验研究机构筛选评定报告的完成，同时结合既往可视化中心数据，最终确定参与中心名单。如图 1-8 至图 1-10 所示，管理者可在系统中建立企业中心筛选数据库和中心合作数据累积图表。

---

①　指具备相应条件，按照《药物临床试验质量管理规范》（Good Clinical Practice，GCP）和药物临床试验相关技术指导原则等要求，开展药物临床试验的机构。

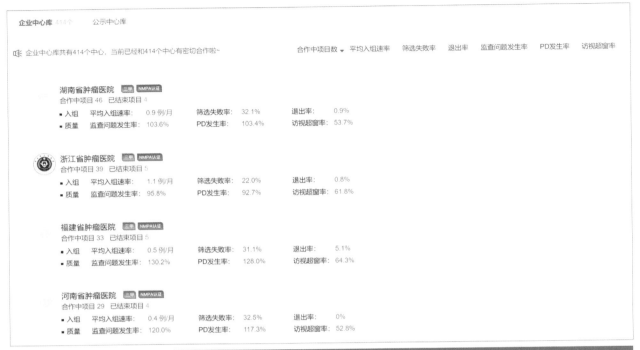

图 1-8 企业层面中心筛选数据库（引自太美医疗科技界面图）

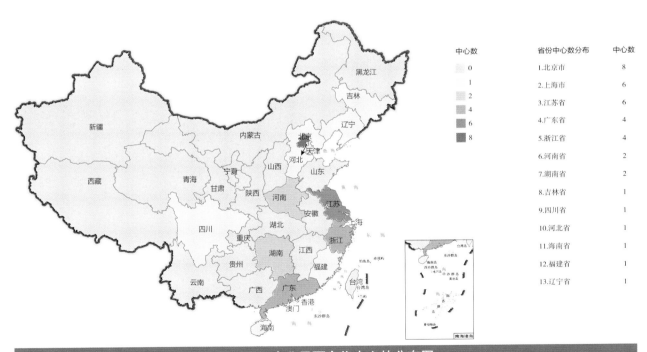

图 1-9 企业层面合作中心的分布图

筛选名单		4/20	入选名单				0/5

返回　　　　　　　　　　　　　　　　　　　　　　　　　　　添加中心　提交记录　提交参选名单 …

中心	负责CRM	负责CRA	审批状态	入选状态	操作
南昌大学第二附属医院（科研）	-		● 审批中	-	查看报告
太美第一人民医院	-		未提交	-	查看报告 …
徐州瑞博医院管理有限公司	-		未提交	-	查看报告 …
K hospital	-		未提交	-	查看报告 …

图 1-10　项目中筛选中心的汇总管理（引自太美医疗科技界面图）

（2）中心启动

中心启动进度可通过可视化报表进行统计和展示。如图 1-11 所示，通过对筛选中心的状态统计、执行进度等，可帮助管理者快速了解中心启动进度，及时进行任务的调整等工作。

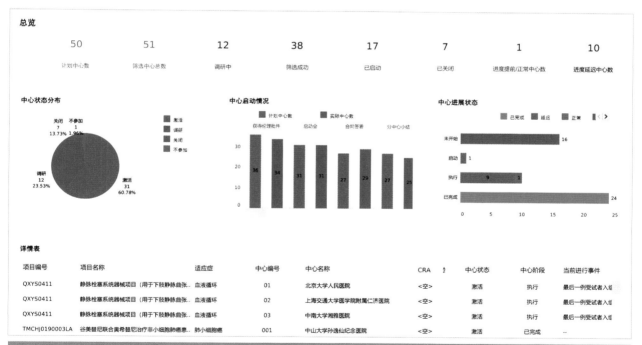

图 1-11　企业层面多维度分析研究中心的分布/状态（引自太美医疗科技界面图）

（3）项目入组进度管理

项目入组进度管理包括入组计划的制定、调整及实时追踪入组情况。入组计划可以根据开展中心情况及项目特点进行分配，定期追踪入组进度。根据入组计划产生的入组任务需要分配到具体中心和具体临床监查员（Clinical Research Associate，CRA），生成整个项目的入组追踪表。如图1-12至图1-13所示，可通过可视化图表统计入组计划和实际完成情况，项目经理可以对比入组计划和实际入组的拟合度，了解该周期内进度是否已经按计划完成，是否需要调整计划。如果发现入组滞后，则可以定位没有完成指标的研究中心及对应执行人，项目管理者根据入组困难情况制定相应的解决方案并且追踪，直至问题解决。

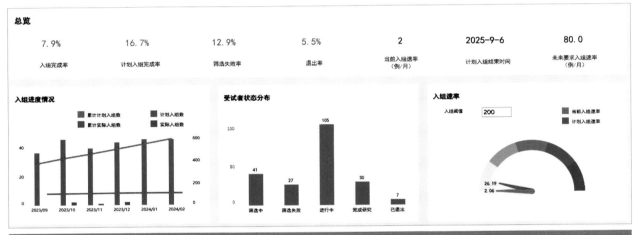

图1-12 企业层面多维度分析入组进度（引自太美医疗科技界面图）

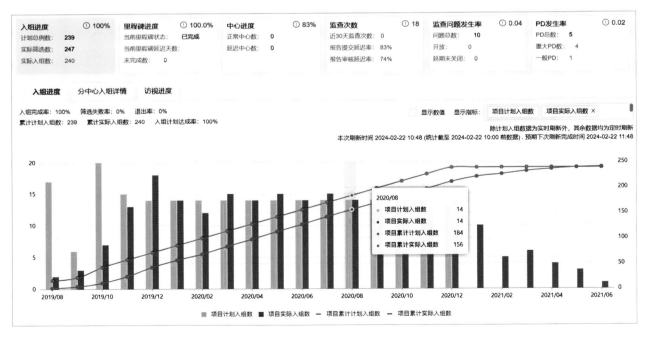

a

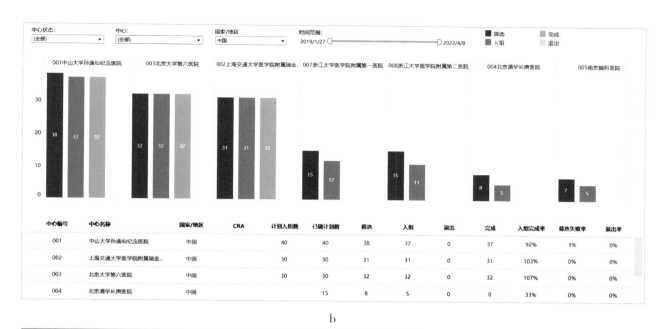

b

图 1-13　项目层面管理入组计划和进度（引自太美医疗科技界面图）

1.2.2　项目成本管理

1.2.2.1　项目成本管理流程

项目成本管理的目标是可以按照预算完成项目，包括为了项目在批准预算内完成而对成本进行管控的各个环节，如图 1-14 所示。有效的成本管理可以促进项目成功。

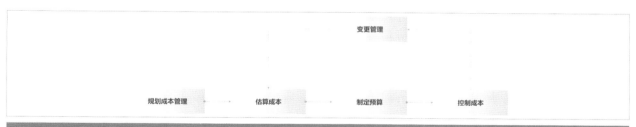

图 1-14　项目成本管理流程（引自太美医疗科技界面图）

①规划成本管理：是确定如何估算、预算、管理、监督和控制项目成本的过程。主要作用是在整个项目期间为如何管理项目成本提供指南和方向。管理者应该在项目规划阶段的早期就对成本管理工作进行规划，建立各成本管理过程的基本框架，以确保各过程的有效性和协调性。

②估算成本：是对完成项目工作所需资源成本进行近似估算的过程。主要作用是确定项目

所需的资金。成本估算是对完成活动所需资源的可能成本的量化评估，是在某特定时间点，根据已知信息做出的成本预测。在估算成本时，需要识别和分析用于启动与完成项目的备选成本方案；需要权衡备选成本方案并考虑风险，如比较自制成本与外购成本、购买成本与租赁成本及多种资源共享方案，以优化项目成本。

③制定预算：是汇总所有单个活动或工作包的估算成本，建立一个经批准的成本基准过程。其主要作用是确定可用于监督和控制项目绩效的成本基准。成本基准是经过批准的、按时间阶段分配的项目预算，不包括任何管理储备，只有通过正式的变更控制程序才能变更，是用作与实际结果进行比较的依据。

④控制成本：是监督项目状态，以更新项目成本和管理成本基准变更的过程。主要作用是在整个项目期间保持对成本基准的维护。

1.2.2.2 预算制作工具

以模块单元形式，建立企业统一的财务预算业务数据库。模块层层递进，实现预算报价自动化，支持预算协同，根据组织架构，可进行多部门协同，如图1-15所示，可通过多模块组建企业的预算数据库。

①服务单元模块：把项目按层级分解成最小颗粒任务，分别进行报价计算（图1-15a）。

②组织角色模块：企业根据自身情况配置项目计划中的职能角色和组织结构中的具体人员，如项目经理（PM）、临床监查员（CRA）、临床数据管理员（Data Management，DM）等（图1-15b和图1-15c）。

③业务参数模块：项目中所有需要填写的信息、配置的基本参数及中间计算过程的加工指标（图1-15d）。

④计价单位模块：配置项目的所有计量单位和计算逻辑，根据填写的参数自动计算任务执行次数（图1-15e）。

⑤增长率模块：管理企业和对应客户的年度增长率配置，精准计算报价（图1-15f）。

⑥角色单价模块：配置职能角色的小时单价，用于报价或成本核算（图1-15g）。

⑦物价层模块：将工作分解结构、组织分解结构、计价单位关联配置用于后续报价及成本核算（图1-15h）。

⑧非固定费用模块：配置非固定费用项和预估金额（图1-15i）。

⑨预算/报价层模块：根据填写的项目参数自动计算生成预算/报价明细（图1-15j）。

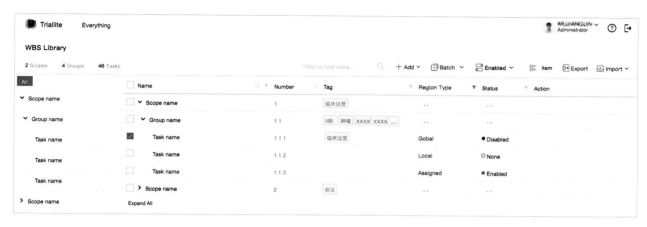

a

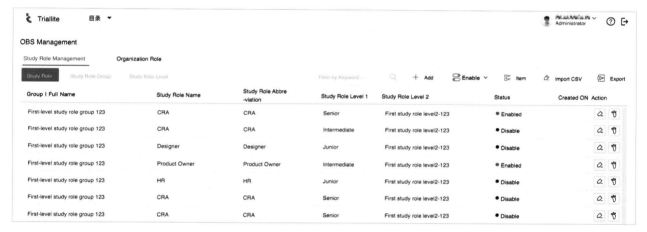

b

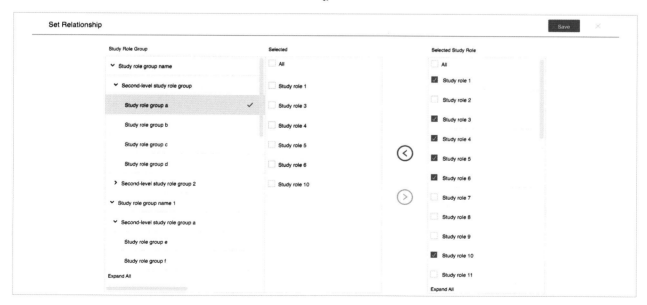

c

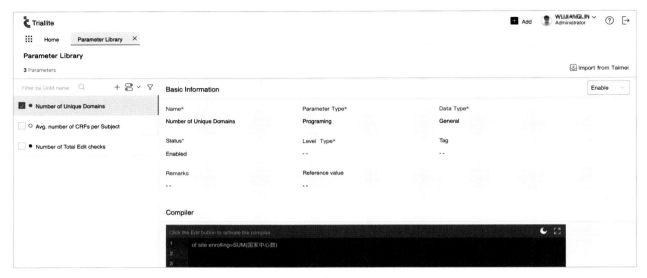

d

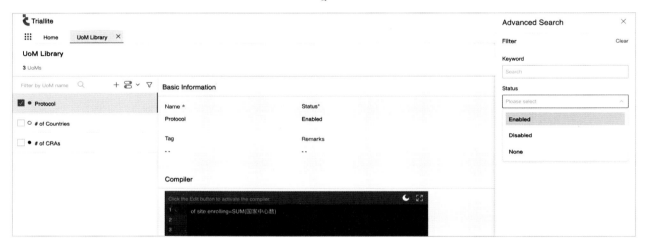

e

f

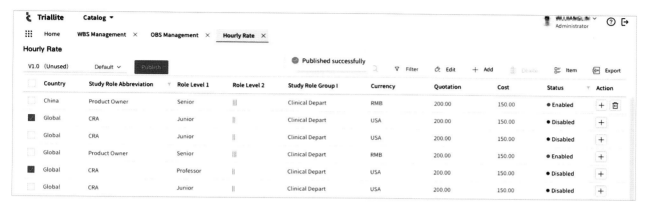

g

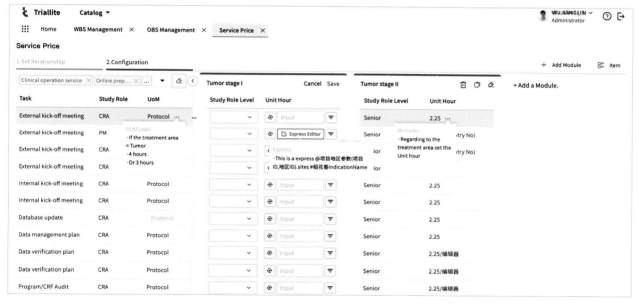

h

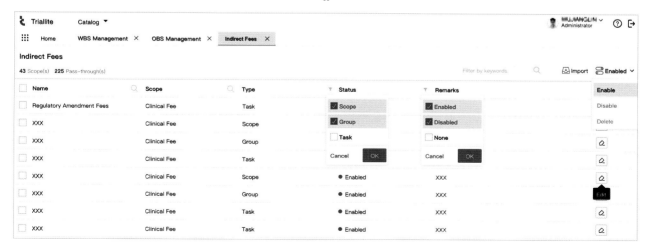

i

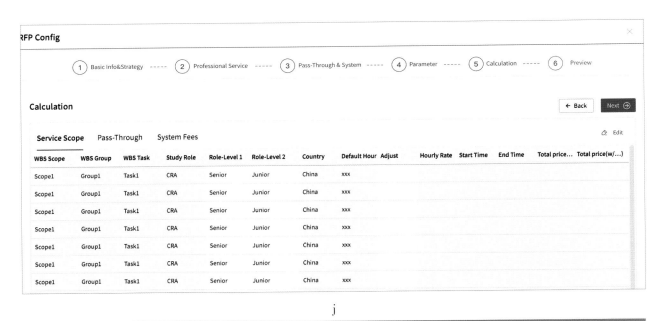

j

图 1-15 通过多模块组建企业的预算数据库（引自太美医疗科技界面图）

1.2.2.3 预算报表

通过制定项目预算、费用标准，对项目成本进行预算管控，如图 1-16 所示，可通过财务管理系统，对项目的收入预算、材料和设备预算、人员工时预算、费用预算进行统计。

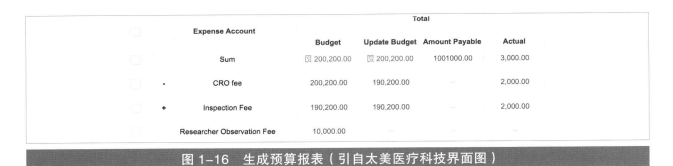

图 1-16 生成预算报表（引自太美医疗科技界面图）

1.2.2.4 财务超支分析

随着项目的开展和费用的发生，控制各类成本与费用，使其实际发生额在项目预算范围之内是项目管理的重要工作之一。如图 1-17 所示，可通过系统对项目预算、产生的支出费用及实际的收入情况进行统计。

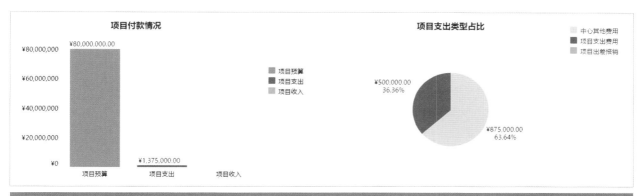

图 1–17　项目预算 / 支出统计（引自太美医疗科技界面图）

1.2.3　质量管理

1.2.3.1　项目风险管理

除了项目计划，项目的风险控制和质量保证也要进行相应的可视化管理，可根据企业内标准操作规程（Standard Operation Procedure，SOP）及知识库对临床运营中相应指标进行阈值设定，如图 1–18 所示，可基于关键风险指标在系统中设定风险指标库及其相应措施。当数据单独录入或多平台数据交互时，可产生清晰的判定和指示，并可自动下发对应风险点具体措施，从而使风险管理闭环化、可视化。

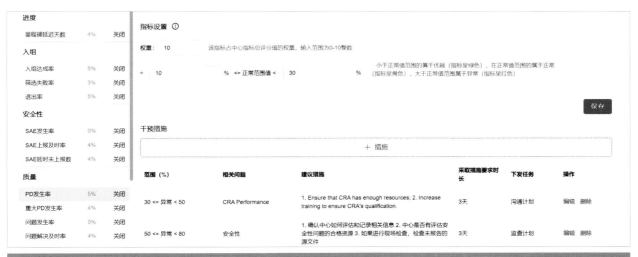

图 1–18　关键风险指标及其相应措施的设定（引自太美医疗科技界面图）

1.2.3.2　方案偏离和安全性事件分析

通过数字化管理的方式展现方案偏离 / 违背（Protocol Deviation/Protocol Violation，PD/

PV），以及安全性事件的归纳和分析，便于团队及时纠正并提高整体质量，如图 1-19 至图 1-20 所示，可对相关问题进行多维度统计和分析。

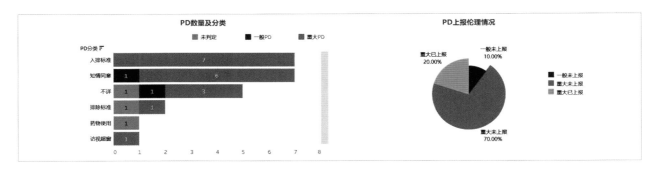

a

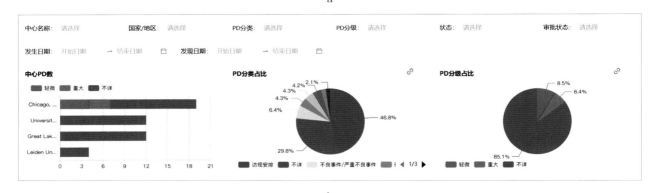

b

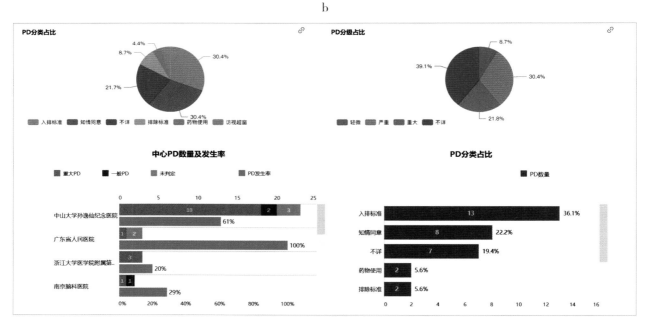

c

图 1-19　企业／项目／中心层级进行 PD 的多维度分析（引自太美医疗科技界面图）

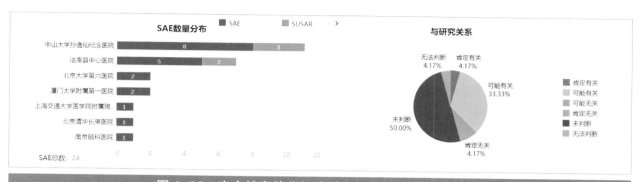

图 1-20　安全性事件分析（引自太美医疗科技界面图）

1.2.3.3　Issue 的统计分析

监查人员对于监查问题（Issue）的数据输入及问题跟踪情况，也是项目 / 中心质量管理的重要环节。定义监查问题分类及收集的内容，利用标准化的数据帮助管理人员或监查人员追踪、汇总及综合分析问题的状态、类型的分布、解决时限等，如图 1-21 所示，可对企业 / 项目 / 中心层级进行监查问题的多维度分析。

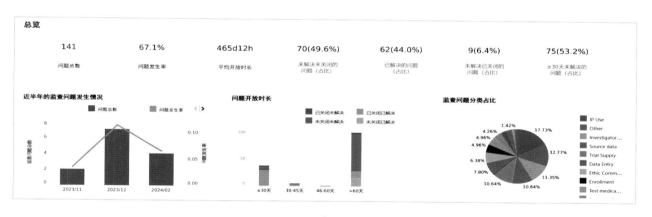

a

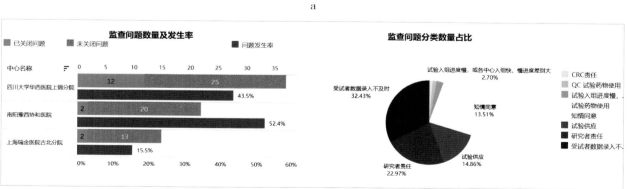

b

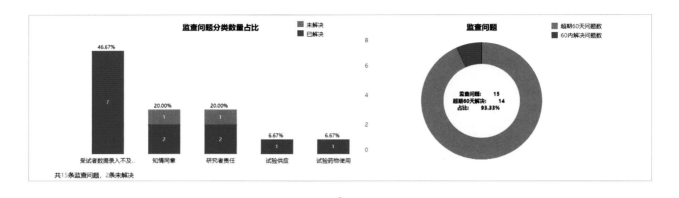

图 1-21 企业 / 项目 / 中心层级进行监查问题的多维度分析（引自太美医疗科技界面图）

1.2.3.4 项目进展过程中的质量管理可视化设计

项目的质量管理包括质量规划、质量控制和质量保证等。项目管理全流程中运用信息化技术进行质量管理，包括采用电子数据采集系统（EDC 系统，Electronic Data Capture System）、中央随机化系统（IWRS 系统，Interactive Web Response System）、临床试验管理系统（CTMS 系统，Clinical Trial Management System）、药物警戒系统（PV 系统，Pharmacovigilance System）、电子文档管理系统（eTMF 系统，Electronic Trial Master File System）等，从源数据核查、采集数据的逻辑核查、项目的全生命周期管理、数据汇总与统计分析、质量检查与评估等全方位保障临床试验的质量。如图 1-22 至图 1-23 所示，CTMS 系统中可进行数据统计分析和汇总。

总分值		9.3	8.9	7.2	6.5	5.8	4.7	4.3	3.5	3.1	2
进度	里程碑延迟天数	47	32	15	70	16	5	54	7	-2	-5
入组	入组达成率	10%	50%	35%	12%	30%	34%	13%	59%	91%	85%
	筛选失败率	70%	17%	35%	20%	13%	25%	55%	0%	9%	8%
	退出率	12%	5%	18%	12%	70%	30%	7%	3%	15%	15%
安全性	SAE发生率	15%	30%	16%	11%	15%	20%	25%	17%	13%	10%
	SAE上报及时率	43%	60%	84%	20%	70%	81%	76%	78%	80%	95%
	SAE延时未上报数	60	46	14	51	10	10	24	10	4	0

图 1-22 CTMS 系统自动化分析并可视化展示风险分布（引自太美医疗科技界面图）

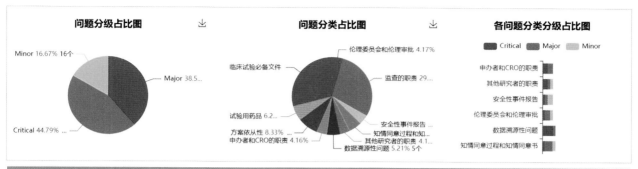

图 1-23　CTMS 系统质控和稽查问题的可视化汇总分析（引自太美医疗科技界面图）

1.2.4　人员管理

在项目管理过程中，需要持续关注团队 / 个人的工作分配情况、进度和成果，借助可视化管理平台，可以便捷地汇总分析并展示相关信息。

1.2.4.1　人员招聘与培训

①通过将招聘和人事管理智能化结合，让一位员工从招聘开始就变成企业画像的一部分，通过智能招聘将入职员工及岗位画像数据化，为人事管理做好基础准备。在日常管理中，将人事管理智能化，结合智能招聘环节的数据，建立起员工从入职到离职的整个"在职生命周期"变化，进而上升到整个团队管理。

②通过培训系统，可以对人员进行公司层面和项目层面的培训管理。可通过可视化报表统计公司 / 项目总人数、已培训人数、完成培训情况等，也可以通过发布考试来检验成员培训效果。如图 1-24 所示，通过数据统计，管理者可以随时从企业、部门、个人等多个维度，以及课程、考试、活动等多方面看到培训成果，企业培训情况一目了然，可为培训效果评估、培训方案优化及员工晋升等提供客观依据。

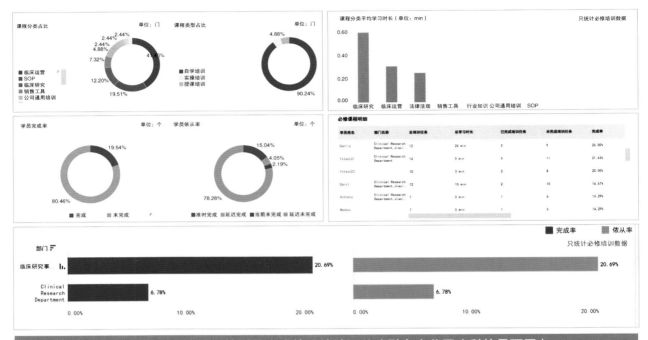

图 1-24　企业课程培训的完成情况统计汇总（引自太美医疗科技界面图）

1.2.4.2　项目中人力资源分配

可视化工具可以透明化监控团队，合理调配资源。项目人力资源分配主要由人员管理者负责，但他们往往并不是项目管理者，两者之间需要互通信息、紧密配合，达到人员与项目之间的最优分配。在信息化平台中可以实现上述协作，并全流程管理人员的工作分配、全职人力工时或全时工作量（Full-Time Equivalents，简称 FTE）分析、工时计划和审批、项目间人员协作和调配等。

数字化工时系统记录了工作计划、工作达成及对应的工时消耗情况，工时数据是项目的重要信息。员工反馈工时，要与项目的计划挂钩，这样才能形成有效的数据闭环，将工时数据和项目计划作比较，为项目进度监控提供数据支撑。如图 1-25 至图 1-26 所示，在项目管理工具上制定项目计划后，员工填报工时时可以一键导入分配的计划任务，填写数据后提交，数据就会汇总到项目经理处，方便其分析和管理。

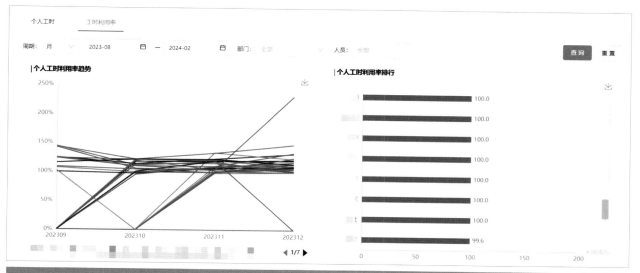

图 1-25 企业层面人员工时分配和利用率分析（引自太美医疗科技界面图）

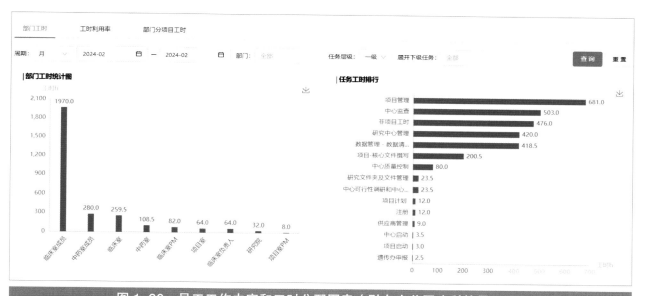

图 1-26 员工工作内容和工时分配图表（引自太美医疗科技界面图）

1.2.4.3 项目中的绩效管理

通过绩效评估体系，量化工作指标作为客观考核依据，如图 1-27 所示。通过项目里程碑完成情况、工作完成周期延迟率、指定任务达成率等数据，通过可视化报表客观评估人员在不同项目中的整体表现情况，生成个人能力模型量化评估，如管理能力、收集能力、问题处理能力等，以此作为绩效评估的数据支持。

TOP排行		综合得分 ⇅	里程碑完成及时率 ⇅	入组达成率 ⇅	方案违背发生率 ⇅	报告审核合格率 ⇅	报告提交及时率 ⇅
①	Maisie 项目：4	70 中心：4	100%	100%	1%	100%	67%
②	Dailey 项目：4	45.4 中心：27	100%	22%	2%	0%	100%
③	Tankard 项目：4	43.95 中心：27	100%	16%	1%	0%	100%
④	Mae 项目：4	37.75 中心：33	100%	31%	0%	0%	0%
⑤	Damian 项目：4	34.2 中心：28	50%	11%	1%	40%	100%
⑥	Davies 项目：4	33.75 中心：25	100%	5%	0%	0%	50%

a

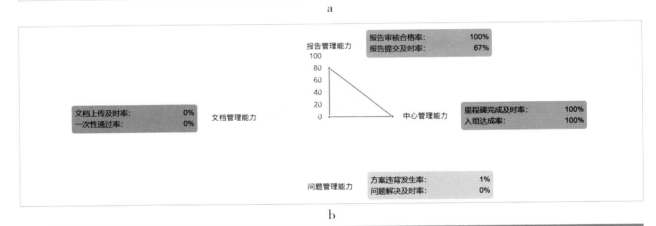

b

图 1-27　员工绩效对比和核心能力蛛网模型（引自太美医疗科技界面图）

1.2.5　项目文档管理

《良好文档质量管理规范》（GDP）在《药品生产质量管理规范》（GMP）、《药物非临床研究质量管理规范》（GLP）和《药物临床试验质量管理规范》（GCP）指导的领域中都是必须遵循的准则之一。临床试验过程中产生的试验主文档可用来证明临床试验的真实性、准确性和可靠性，是再现临床试验全过程，以及对试验结果做出审批意见的重要依据。

可通过电子文档管理系统（eTMF 系统）保存、管理和跟踪临床试验文档，并可与多系统数据交互（如与 EDC/CTMS/PV 等）。如图 1-28 所示，可通过 eTMF 系统与 CTMS 系统进行联动，关联项目里程碑发布文件收集计划，系统会根据项目和中心里程碑自动生成对应的文件采集任务，并发出提醒，辅助人员及时收集文件。

同时，eTMF 系统可通过多维度列表追踪文件的状态，如图 1-29 所示，统计文件收集的完成率、审核通过率、上传及时率等信息，协助项目管理者进行文档的管理工作，来保障试验文档的完整性、合规性、及时性和可溯性，提高文档收集质量与效率。

项目里程碑　中心里程碑					
占位符总数 27　待上传 24　已上传 3　文件审批通过数 0					
进度：　状态：　　搜索　重置　　　批量编辑　+新增					
隐藏无文件计划的里程碑					
里程碑名称	阶段	首次计划时间	调整计划时间	实际时间	操作
中心可行性调研	准备	开始：2018-04-12 结束：2018-04-27 耗时：16 天	开始：-- 结束：-- 耗时：--	开始：2018-04-10 结束：2018-04-18 耗时：9 天	修改　删除　文件计划
中心筛选访视	准备	开始：2018-07-01 结束：2018-07-31 耗时：31 天	开始：-- 结束：-- 耗时：--	开始：2018-07-02 结束：2018-08-01 耗时：31 天	修改　删除　文件计划
试验启动前研究者会	准备	开始：2018-08-10 结束：2018-08-15 耗时：6 天	开始：-- 结束：-- 耗时：--	开始：2018-08-07 结束：2018-08-14 耗时：8 天	
方案定稿	准备	开始：2018-08-15 结束：2018-08-31 耗时：17 天	开始：2018-08-14 结束：2018-08-31 耗时：18 天	开始：2018-08-21 结束：2018-08-30 耗时：10 天	修改　删除　文件计划

图 1-28　文件管理的里程碑设定（引自太美医疗科技界面图）

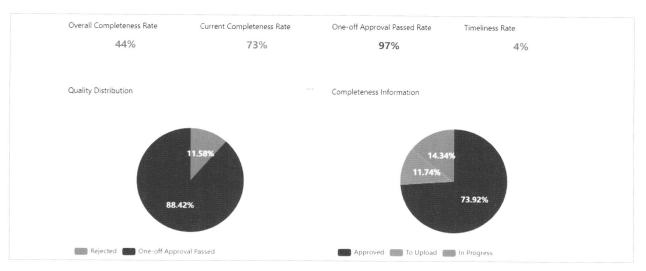

a

25

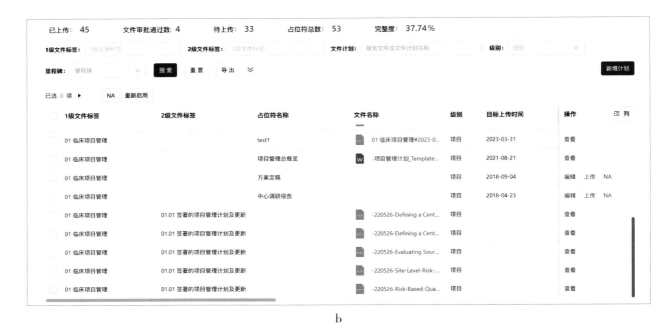

b

图 1-29 文件质量可视化分析（引自太美医疗科技界面图）

1.2.6 项目中的监查和远程智能监查的可视化管理

1.2.6.1 项目监查

监查指监督临床试验的进展，并保证临床试验按照试验方案、标准操作规程和相关法律法规要求实施、记录和报告的行动。利用可视化工具可以高效统计分析监查执行的情况，如图1-30所示，包括监查的频率、数量、趋势，便于优化资源分配，调整监查策略。同时，也可以监控监查执行和监查后报告提交的依从性。

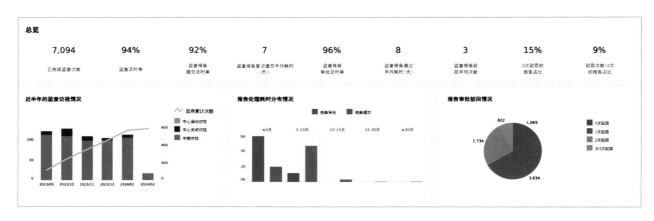

a

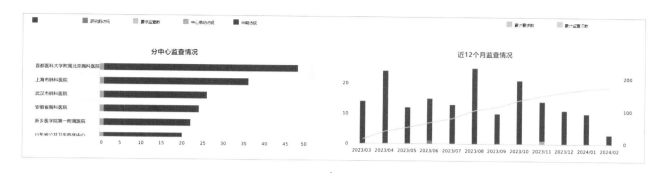

b

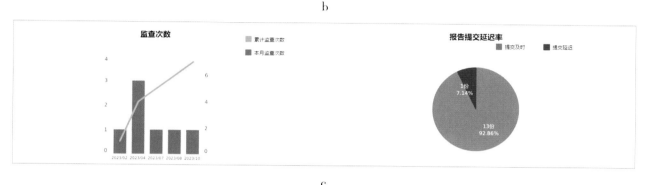

c

图 1-30　企业 / 项目 / 中心层级监查频率 / 数量 / 趋势分析（引自太美医疗科技界面图）

1.2.6.2　远程智能监查

远程监查指由申办者工作人员或代表在实施临床研究的中心之外的地方，主要通过源文件查阅的方式，对试验数据进行审查。目前很多临床试验采用数字化平台，如图 1-31 所示，采集到的源数据以电子形式储存，为实施远程监查提供了可能。

（1）院内源数据脱敏后的可视化

受试者详情汇总展示患者临床试验各系统源数据，通过受试者临床数据集成医院信息系统（Hospital Information System，HIS）、电子病历系统（Electronic Medical Record，EMR）、实验室信息系统（Laboratory Information Management System，LIS）、医学影像存贮与传输系统（Picture Archiving and Communication Systems，PACS）、病程记录、用药记录、护理记录、病理报告等源系统，展示受试者详情（图 1-31a）。

（2）受试者指标趋势分析及预警

按照门诊 / 住院事件、临床试验关键事件进行展示；在满足远程数据溯源的同时，检查报告的异常指标，能适配多图模式、单图模式，与周期数据进行对比分析（图 1-31b 和图 1-31c）。

按诊断的时间范围生成医学事件时间轴，可快速定位发生的时间及诊断的事件，辅助不良事件 / 严重不良事件（Adverse Event/Serious Adverse Event，AE/SAE）的核查，以及入排标准的医学分析及核对（图 1-31d ）。

（3）自动化核查，智能辅助发现问题

在监查或机构质控前，用程序逻辑核查，辅助发现问题（图 1-31e ）。

（4）研究者文件夹（Investigator Site File，ISF ）的文件归档

拍照扫描上传受试者病历 / 化验单等纸质文件，归档至项目 ISF 文件夹（图 1-31f ）。

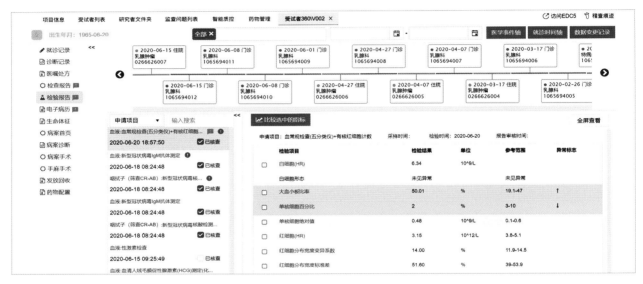

a

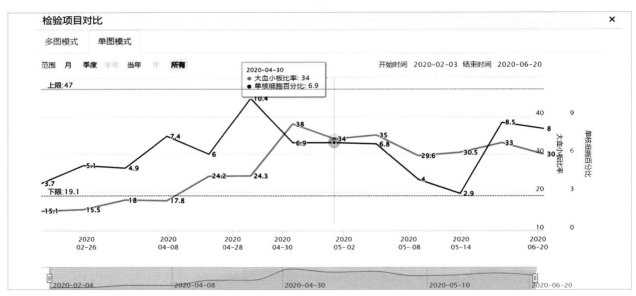

b

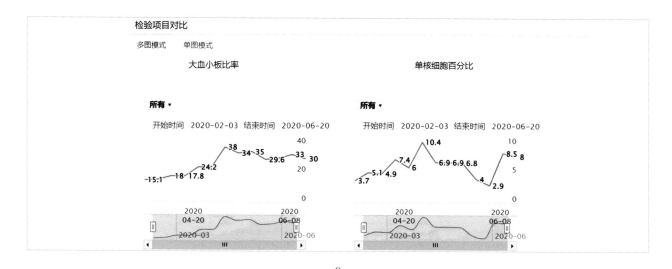

c

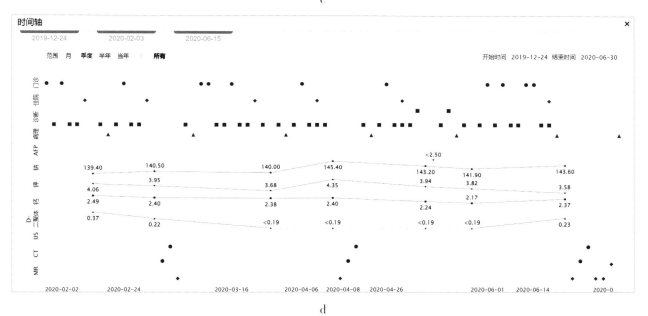

d

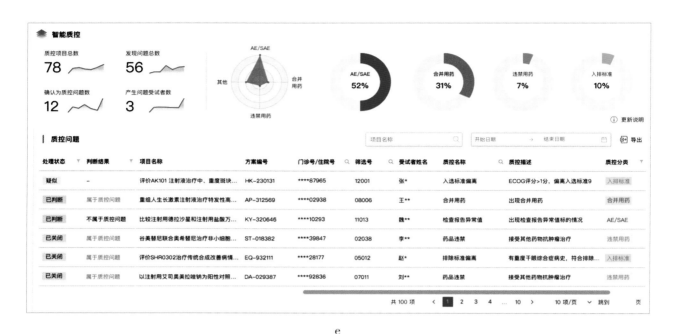

e

f

图 1-31 远程监查的全流程可视化（引自太美医疗科技界面图）

1.3 项目管理中的自定义报表分析

高效的、数据互联的数字化平台，既能极大地降低员工操作难度又能清晰地展示总体进度，最终提升项目管理效率。

如图 1-32 所示，灵活的自定义报表工具，应无须进行二次代码输入，利用简单的界面即可输出理想报表。数据的内容来源可扩展至其他系统或数据导入，运用逻辑核查条件及公式可应对不同角色及不同需求的项目管理场景，随时呈现多种样式的数据内容，助力临床项目试验清晰化、及时化、可视化需求。

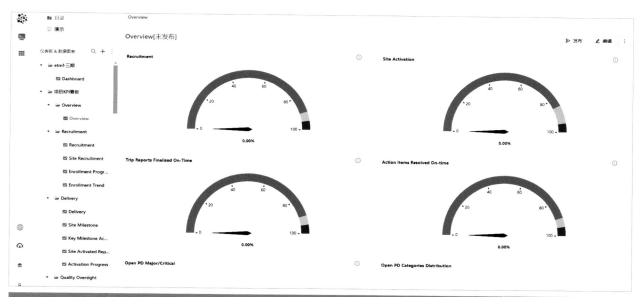

图 1-32　自定义可视化报表（引自太美医疗科技界面图）

1.4 可视化工具在项目管理中的挑战

数据可视化，可以增强数据的呈现效果，方便用户以更加直观的方式分析数据。虽然目前展示技术日益成熟，然而仍存在许多问题，面临着巨大的挑战。

可视化的难点包括：

①各公司临床运营管理模式不尽相同，可视化需求的侧重点千差万别，相应的可视化工具的灵活性和多样性无法全部满足。

②定制开发的程度受限或开发价格过高。

③展示效果不全面，分析效率不够高，有时海量数据处理速度较慢。

④单一的系统往往无法以可视化方式全面呈现临床运营过程中的所有细节，通常需要借助一体化信息平台。

所以，我们需要将目标锁定于数据整合、开发高效、接口丰富、配置灵活、画面效果好的可视化工具。

参考文献

[1] 上海市药学会药物临床研究专业委员会.临床研究专业委员会远程智能临床试验专家共识 [J]. 中国新药与临床杂志 , 2020, 39(6): 321–328.

[2] 国家药品监督管理局药品审评中心.新冠肺炎疫情期间药物临床试验管理指导原则（试行）[EB/OL].(2020–07–14)[2024–02–06].https://www.nmpa.gov.cn/xxgk/ggtg/ypggtg/ypqtggtg/ 20200715110101939.html.

[3] 国家药品监督管理局 , 国家卫生健康委员会 . 药物临床试验质量管理规范 [EB/OL].(2020–04–23)[2024–02–06].https://www.gov.cn/gongbao/content/2020/content_5525106.htm.

推荐人寄语

项目管理除了需要扎实的临床试验基本功和经验，还需要具备全局思考、风险管控、重要任务识别、交涉谈判、紧急事件应对、预算掌控、解决方案决断等综合能力，充分利用数字化可视化管理工具，能协助项目经理高效、全面了解项目执行，更好地把控进度质量，做好风险管控。

住友制药（苏州）有限公司运营总监　谢萍

第 2 章

RBQM 数据可视化

2.1 概述

2.1.1 基于风险的质量管理的基本介绍

受新型冠状病毒感染疫情的影响及全球新药研发环境的变化，临床试验面临着前所未有的挑战，传统的对所有数据或试验中心采用无差别监查 [如 100% 源数据核查（Source Data Verification，SDV）] 的质量管理方式已经无法适应不断变化的临床试验要求，这种方式不仅投入巨大且无法保证数据的质量。

良好的质量管理及试验监查是侧重于关键需求的方法，这些都推动着临床试验朝着"基于风险"转型。基于风险的监查（Risk Based Monitoring，RBM）或者更为全面的基于风险的质量管理（Risk Based Quality Management，RBQM）应运而生，为解决传统的临床试验中面临的挑战，创建临床最佳实践起到了至关重要的作用。作为一个适应性的临床试验质量管理方法，RBM/RBQM 将质量管理和监查的重点和活动聚焦于受试者安全和数据质量的保障，从而优化资源配置和监查策略。

RBQM 是一个系统的过程，参与到临床试验的全生命周期，主要包括以下环节：

2.1.1.1 确定关键数据和关键流程

2012 年，临床试验转化倡议合作组织（Clinical Trial Transformation Initiative，CTTI）提出了质量源于设计的理念，这一理念关注的是关键质量因素，它的重要组成部分是关键数据和关键流程，临床试验中数据与流程的重要性存在差异，非关键数据和流程的偶发错误一般不会对药物的安全性和有效性结论有太大影响；而关键数据与流程的错误将损害到受试者的权益或研究结果的可靠性和完整性。因此需要确定关键数据及流程，并在试验过程中给予更多的关注，进行全周期的风险管理，包括风险的识别、评估、控制及监控。

2.1.1.2 风险评估

包括识别与关键数据和关键流程相关的风险，分析风险，从而为实施风险控制提供依据。评估风险主要评估风险发生的可能性，检测的可能性，以及对试验的影响程度。

2.1.1.3 风险控制

通过基于风险的监查等对上述相关的风险进行系统性的监查和控制，从而降低风险及预防风险再次发生，RBM 是 RBQM 的重要组成部分，国家药品监督管理局药品审评中心（CDE）发

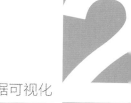

布的《药物临床试验中心化监查统计指导原则（试行）》中指出了 **RBM** 是一个结合了现场和中心化监查的动态临床试验管理过程；合理实施中心化监查，尤其是合理地利用统计方法，能够进一步提高现场监查的效率。目前中心化监查用到的工具包括：①质量风险容忍度（Quality Tolerance Limit，QTL）；②关键风险指标（Key Risk Indicator，KRI）；③中心化统计监查（Centralized Statistical Monitoring，CSM）。

2.1.1.4　风险的沟通与报告

整个质量管理过程中，要持续沟通，旨在促进对风险的认识和理解，及时获取反馈和信息以支持决策。

2.1.2　数据可视化对基于质量的风险管理的作用

与传统的模式相比，基于风险的质量管理对数据分析的范围、数据种类、分析面、数据的大小，以及关注的内容都有着很大的变化。分析的维度从关注单个数据转化为关注患者、中心、国家、甚至是研究项目整体的数据，数据关注的逻辑也从缺失值扩展到离群值、数据的趋势、一致性和变异性等。

在海量的、复杂的数据中快速地定位到需要关注的区域无疑是实施 RBQM 的一大挑战，而数据可视化技术的应用很大程度上解决了这一问题，提高了整体的效率和质量。以下为数据可视化技术在 RBQM 关键环节的应用。

2.1.2.1　风险评估

通过可视化展示可能的风险和潜在影响，有助于识别和理解风险的本质和严重程度，为制定相应的风险管理计划提供支持。通过气泡图、热力图、地图等形式，展示各种风险因素的相关性、分布、趋势等信息，例如，受试者数量、用药剂量、不良事件发生率等，评估其对试验的安全性和效果的潜在影响，从而制定相应的风险管理策略。

2.1.2.2　监控

通过可视化展示关键指标和趋势，有助于及时发现和解决潜在问题，提高试验的可控性和可预测性。可视化可以通过实时监控试验数据、关键指标的变化和趋势，如图表、仪表盘、实时监控等，及时发现异常和趋势，及时采取措施，避免问题进一步扩大。通过可视化展示试验数据的分布和关系，有助于发现数据之间的规律和关联，从而更好地理解试验的结果和结论，为后续的数据解释和报告提供支持。

2.1.2.3　报告和沟通

通过可视化展示试验的结果和结论，有助于清晰地传达试验的信息和意义，提高沟通的效率和质量，避免信息不准确传递。

2.2　风险评估与分类（RAC）

2.2.1　应用场景

实施 RBQM 的重要一步，是应当在试验启动阶段组织各职能部门代表（包括但不限于运营、医学、统计、质量保证、数据管理、药物安全等）对试验进行充分的、全面的风险评估，以指导制定试验的质量管理计划与策略。风险评估与分类的内容主要围绕以下三个目标开展。

2.2.1.1　识别和评估试验风险，明确风险范围与各方责任

在风险评估期间，需要确定可能影响关键数据收集或关键流程的风险性质、来源和潜在原因，并且制定控制风险的措施。整个临床试验中需各协作方及时沟通，保证风险管理的公开性和透明性。风险的评估应当从两个层面考虑：

①系统层面，包括设施设备、SOP、数据系统平台、人员等。例如，采用好的供应商与训练有素的项目成员，试验发生问题的风险更低；

②试验层面，包括试验药物、试验设计、数据收集与记录等。比如，由患者自行服药的试验比由护士给患者注射的试验，在药物依从方面发生问题的风险更高，需要更多的质量控制措施。

2.2.1.2　定义关键数据和流程，指导质量管理重心

制定试验方案时，应当明确保护受试者权益和安全，以及保证临床试验结果可靠的关键环节和数据。确定好关键数据和流程，可以指导质量工作，包括选取关键风险指标、制定更具针对性的 SDV 策略、调整数据管理的关注点等。例如，对于支持性数据（非关键数据），采用较单一的方式，可仅进行逻辑检查；而对于关键数据，为了保障数据的完整性，可采用多重方法，如"逻辑检查＋统计分析＋医学审阅"的组合方式。

2.2.1.3　评估试验整体风险等级，制定基于风险的监查策略

除了第一点提及的风险范围的定性描述，风险评估还包括对风险的定量评估。定量评估

应当考虑风险的 Probability（错误发生的可能性）、Detectability（能检测到的错误的限度）与 Impact（错误对于受试者权益保护的影响和对试验结果可靠性的影响）三个方面，并按若干程度等级（通常 3 ~ 5 个等级）进行评分，如"高：3 分；中：2 分；低：1 分"。综合所有风险评估问题的定量评估结果，可以得出各风险大类和试验整体的风险等级（图 2-1）。

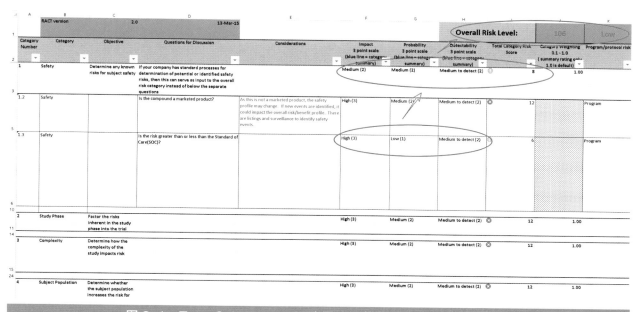

图 2-1　TransCelerate RACT（风险评估与分类工具）界面示例

依据估计的整体风险等级，项目团队可以制定更具针对性的监查策略，包括调整 SDV /SDR（源数据核查 / 源数据审阅）工作计划和现场监查频率。

2.2.2　数据源

风险识别与评估数据，可以是 Excel 电子表格，也可以是风险评估平台的后台数据。

2.2.3　可视化应用

对于如何通过可视化帮助项目进行试验风险的审阅，Cyntegrity 公司提出了"风险花瓣"（Risk Flower）的解决方案（图 2-2）。该可视化方案由多个气泡（花瓣）组成，每个气泡对应一个风险分类。气泡的大小代表风险分类的综合得分（Probability 评分 × Detectability 评分 × Impact 评分）；气泡的颜色代表综合风险等级：高风险标记红色，中风险标记橙色，低风险标记绿色。

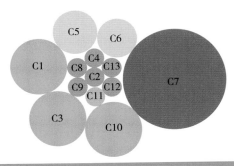

图 2-2　风险花瓣（引自 Cyntegrity）

（图片网址：https://www.appliedclinicaltrialsonline.com/view/excel-based-racts-go-cloud）

通过风险花瓣的可视化呈现，项目成员，包括高层决策层，可以快速、直观了解单个或多个试验的整体风险水平、风险分布，以及需要重点留意的高风险领域（图 2-3）。

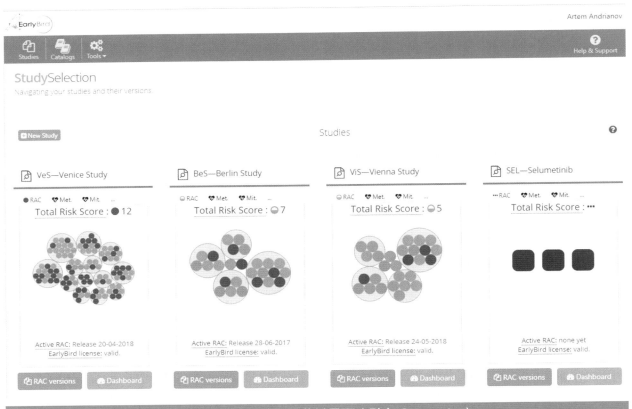

图 2-3　多项目的风险花瓣界面（引自 Cyntegrity）

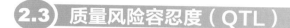

2.3 质量风险容忍度（QTL）

2.3.1 应用场景

2020 版《药物临床试验质量管理规范》明确规定申办方应当预先设定质量风险的容忍度（Quality Tolerance Limits，QTL）和相应补救计划，并且应当在临床试验报告汇总偏离情况与补救措施。

设定 QTL 应当参照类似试验的历史数据，并由相关领域的医学和统计专家确定试验的 QTL 参数及参数的定义。由于 QTL 旨在识别系统性问题，所以还需预先设定参数的期望值与容忍度。QTL 参数个数不宜过多，建议设定 3~5 个最能反映试验受试者安全和数据完整性的参数。

2.3.2 数据源

质量关键要素对应的数据，可以是试验数据，也可是运营数据。

2.3.3 可视化应用

QTL 的可视化可使用经典的带时间轴的点线图：横轴为时间，纵轴为 QTL 指标的数值，辅以上限质量容忍度与二级容忍度的参考线。如此既可监测 QTL 指标的发展趋势，也可确定质量问题发生在试验的哪个阶段。

QTL 的值在容忍度范围内，证明质量可接受（图 2-4）。一旦限值被突破，建议该事件应当被视为质量事件进行管理，需要进行根本原因分析以及采取纠正与预防措施。限值的突破也意味着试验的科学性和受试者的安全性已经受到挑战，所以建议在监测过程中设置更窄的预警阈值（二级容忍度），即在观察到恶化的趋势，且还未到突破的限值的时候，采取风险缓解措施。在突破更窄的预警阈值的时候，将相关情况记录在风险管理计划中进行记录、评估和跟踪。对于趋势的变化，可通过改变项目执行层面的内容，更新方案，或者调整 QTL 的参数和阈值加以应对（图 2-5）。

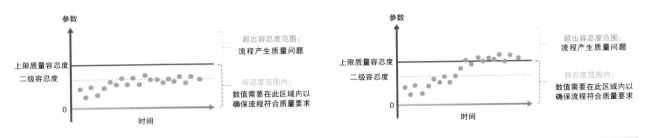

图 2-4　质量风险控制在容忍度范围内　　　　图 2-5　质量风险超出容忍度范围

2.4 关键风险指标（KRI）

2.4.1　应用场景

基于关键风险指标的研究中心层面风险可视化关键风险指标（KRI）是一组用于监测临床运营及数据质量相关的统计指标。对于单个试验，一般建议选择 15 ~ 20 个关键风险指标，设置相关的阈值，并规划触发阈值后应采取的缓解风险措施。临床试验的研究中心数量多，而且每个研究中心涉及多个关键风险指标，导致信息繁杂。通过集成的可视化"仪表盘"，项目管理者可以快速掌握试验的整体情况及关键问题。通常关键风险指标（KRI）会按中心或国家 / 地区进行分析。亦可对特定中心 KRI 趋势跟踪，主要监控关键风险因子在风险中心的变化，以确保应对风险的措施已有效开展，风险因子趋势趋向于正常。

2.4.2　数据源

根据项目方案的设定，关键数据、关键流程（与主要次要终点及安全性相关的数据）多被参考作为 KRI 的数据来源，多来自于病例报告表（Case Report Form，CRF）、中心实验室等。

2.4.3　可视化应用

（1）集成的可视化"仪表盘"及 KRI 混合视图（图 2-6、图 2-7）

用于国家及研究中心关键风险因子的整体观察，结合折线趋势分析可更加有效地掌握项目关键风险因子的趋势。

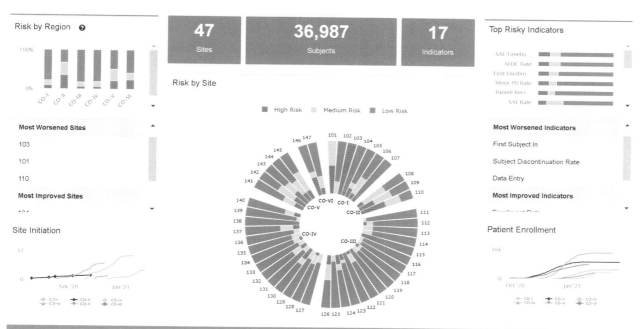

图 2-6　集成的可视化"仪表盘"及 KRI 混合视图界面 1（引自泰格医药 RBQM 系统）

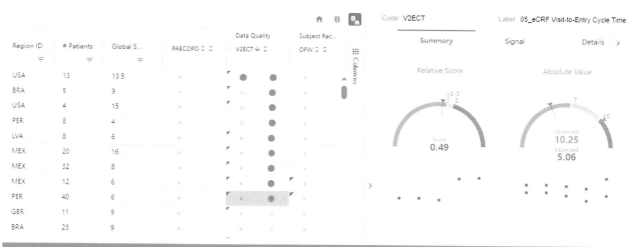

图 2-7　集成的可视化"仪表盘"及 KRI 混合视图界面 2（引自 CluePoints）

（2）中心视图（图 2-8）

该视图将显示一个表，重点关注每个中心的评估。该表的每一行都将显示特定分析中心的相应信息和结果。用于特定中心风险因子的综合观测。

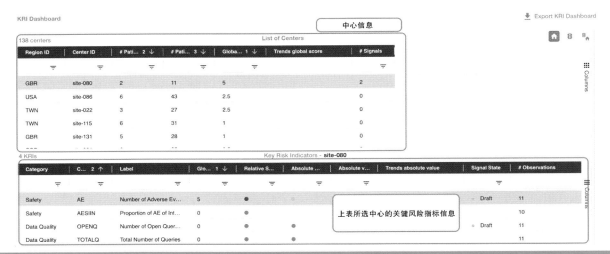

图 2-8　中心视图与 KRI 视图界面（引自 CluePoints）

（3）KRI 趋势图（图 2-9）

可结合受试者数量及历史数据显示 KRI 趋势。

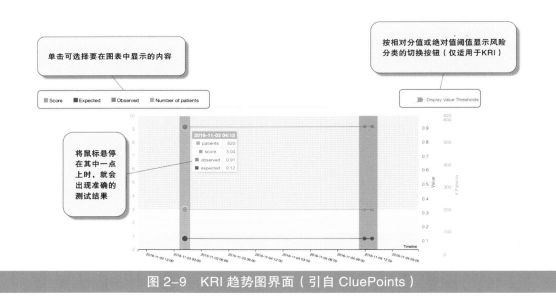

图 2-9　KRI 趋势图界面（引自 CluePoints）

2.4.4　案例

结合视图案例（图 2-10）：中心质疑周期时间评估。分别使用中心评分与绝对阈值及研究平均值进行比较。显示中心的平均质疑周期为 80.83 天，远超过阈值的 10 天及研究平均水平的 7 天。其他案例如表 2-1 所示。

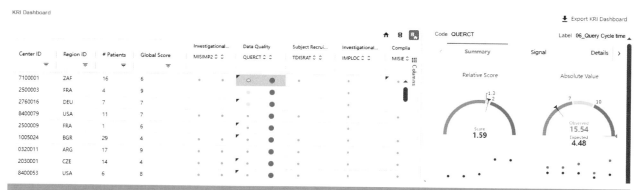

图 2-10　结合视图案例界面（引自 CluePoints）

表 2-1　其他案例

KRI	信号名称	信号描述	风险跟踪
安全性	AE 上报率（以每个患者的每个访视计算）	AE 上报率为 0%（观察到的项目平均上报率为 9%）——5 位入组患者在 40 个访视中无一例 AE 上报	中心 AE 上报的原则不清楚
关键数据的执行风险	中心问卷的平均完成时间	问卷的平均完成时间为 1 分钟（观察到的项目平均完成时间为 10 分钟）	中心誊抄问卷结果（中心操作流程问题）
方案违背	方案违背上报率（以每个患者的每个访视计算）	PD 上报比例远高于项目平均水平	中心对方案理解不清，所需样品未按要求收集

2.4.5　统计学考量

对于单个 KRI，需结合 KRI 数据特质与允许的技术手段，选取合适的统计学方法进行风险判别。如对于可以事先预设静态阈值的 SDV 率，适合使用定序风险判定（图 2-11 左侧部分）；而对于数值易受研究中心入组的受试者数量影响的受试者终止率，适合使用基于二项分布风险判定（图 2-11 右侧部分）。针对该应用场景设计的带散点的区域图，不仅直观可辨地展示出各研究中心的风险等级，同时清晰地解释了复杂深奥的风险判别方法。

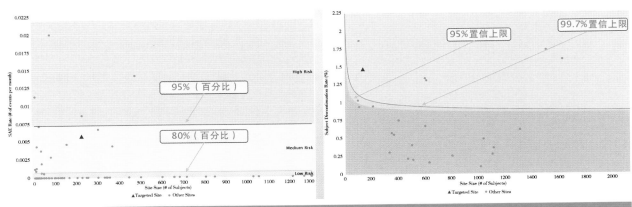

图 2-11 基于不同风险判定方法的 KRI 风险分布（引自泰格医药 RBQM 系统）

2.5 中心化统计监查（CSM）

2.5.1 应用场景

中心化统计监查是一种应用统计分析对临床试验进行中心化监查的方法。通过分析各个研究中心内部和中心之间的数据趋势、数据范围及一致性，并分析数据的特点和质量，可发现研究中心的风险等级从而优化监查的针对性和效率。

2.5.2 数据源

根据分析的要求，可分为两种分析的数据来源：一种是通过数据分析研究中心的风险程度，数据源包括试验数据与操作运营数据；另一种是关键数据分析，用于鉴别关键数据异常所导致的风险受试者、中心及国家。

2.5.3 可视化应用

图 2-12 是按受试者、中心、国家进行数据质量评估时推荐的可视化图表。气泡图将根据数据不一致性评分（DIS）突出显示异常受试者，中心及国家极值分数图将在一个图中显示每个域的所有极值分布。

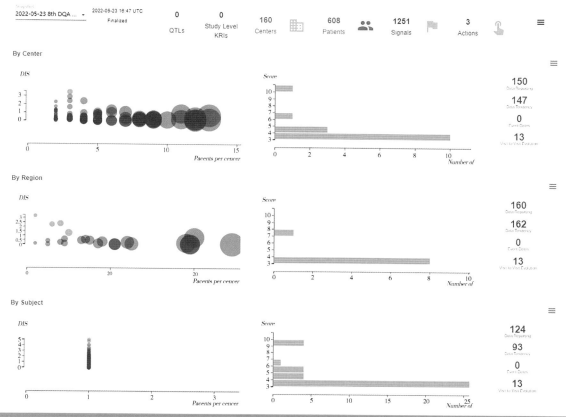

图 2-12　基于中心、国家、患者的不一致性评分气泡图界面（引自 CluePoints）

（1）气泡图

CluePoints 公司的 CSM 方法对试验中所有数据点分别按其分布特征进行研究中心之间的离群检测，并计算每一家中心相对于总体的 p 值，并根据数据点的关键程度加权累计，最终得出统计指标 DIS（数据不一致性评分）。研究中心的 DIS 值越高，代表该中心的数据与其他研究中心差异程度越大。该评估方法逻辑复杂，较难理解，但通过气泡图，审阅者可以直观地掌握各研究中心的数据差异程度，同时了解研究中心大小（气泡大小）与研究中心进度（横轴受试者访视数量）。

气泡图是用于数据质量评估分析的可视化方法之一。在气泡图中（图 2-13），可以看到分析中所有对象的数据不一致性评分（DIS）。任何异常都会自动在图上以红色高亮显示，以便于识别。

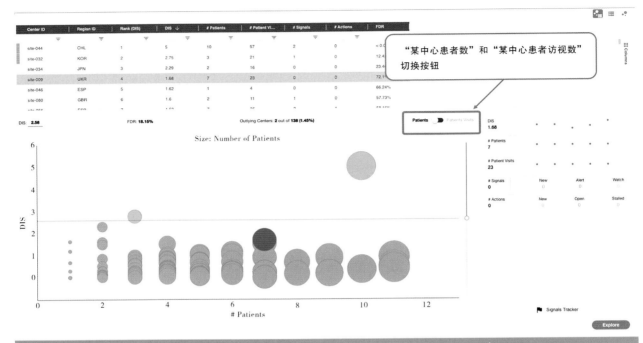

图 2-13 不一致性评分气泡图示例（引自 CluePoints）

（2）极端分数图

极端分数图（图 2-14）展示了 SMARTTM 引擎在分析中执行的每个监测的结果，重点关注研究中所有对象的最极端分数。该视图可以用于风险领域的分析，可以快速判断数据库中数据的风险来源，如风险主要来源于生命体征领域的数据，或主要来源于药品管理的数据。

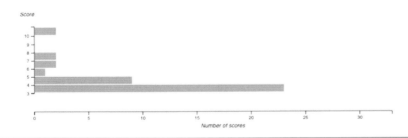

图 2-14 极端分数图（引自 CluePoints）

（3）极端分数点图

可以通过极端分数点图显示具体的风险来源。每个点显示根据所分析变量所属的域绘制的测试结果（Y 轴）与 SMARTTM 引擎为测试计算的分数（X 轴），可以显示研究对象中最极端数据。一个典型的极端分数点图如图 2-15 所示：

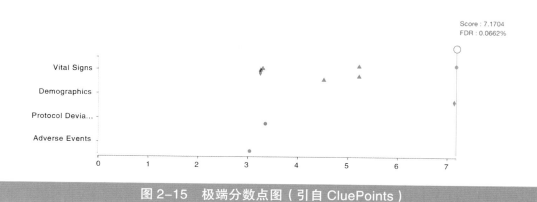

图 2-15　极端分数点图（引自 CluePoints）

2.5.4　案例

以下为通过上述可视化图表可以发现数据异常的常见案例（表 2-2）。

表 2-2　中心化统计监查应用案例

信号名称	信号类型	采取的行动 / 解决办法
不良事件：AE 报告中"与研究流程的关系"回答为"相关"的比例较高	中心 01 AE 报告中，"与研究流程的关系"回答为"相关"的比例高于研究平均水平，为 62.5% vs. 1.15%（研究的平均水平）。在 8 个 AE 中有 5 个报告为相关，均来自于受试者 01	研究者重新评估了所有的不良事件，结论是不良事件与研究药物有关，与研究程序无关。病例报告表已更新此信息
生命体征：呼吸速率结果患者间变异性较低	中心 01 有 78 份记录，6 名受试者 14 次就诊。〈生命体征〉中"呼吸速率结果"（RESP）的受试者间变异性（0 次呼吸 /min vs. 0.33 次呼吸 / min）低于研究平均值，即中心所有受试者在 78 次的检测中，呼吸速率均相同	经沟通及调查，中心并未采集数据，实属学术造假

2.6　基于风险的质量管理可视化的展望

质量是临床试验永恒的主题，未来，随着大数据和人工智能技术的不断发展，可视化技术将更加普及和成熟，自动可视化、高交互式可视化、可自我解释的可视化等推陈出新，在临床试验基于风险的质量管理中也将扮演越来越重要的角色，帮助我们更好地管理风险和提高临床试验的质量。

参考文献

[1] 国家药监局,国家卫生健康委.药物临床试验质量管理规范 [EB/OL]. (2020-04-23)[2024-02-06]. https://www.gov.cn/zhengce/zhengceku/2020-04/28/content_5507145.htm.

[2] 国家药品审评中心.药物临床试验中心化监查统计指导原则（试行）[EB/OL]. (2022-01-21)[2024-02-06]. https://www.cde.org.cn/main/att/download/6076b1041e5e3d0cf98ed605d25e764e.

[3]FDA. A risk-based approach to monitoring of clinical investigations questions and answers guidance for industry[EB/OL]. (2023-04-11) [2024-02-06]. https://www.fda.gov/regulatory-information/search-fda-guidance-documents/risk-based-approach-monitoring-clinical-investigations-questions-and-answers.

[4]FDA. Oversight of clinical investigations—a risk-based approach to monitoring[EB/OL]. (2022-11-21)[2024-02-06]. https://www.fda.gov/regulatory-information/search-fda-guidance-documents/oversight-clinical-investigations-risk-based-approach-monitoring.

[5]ICH. E6(R3): Good clinical practice (GCP) [EB/OL]. (2023-05-19)[2024-02-06]. https://www.fda.gov/regulatory-information/search-fda-guidance-documents/e6r3-good-clinical-practice-gcp.

[6]ICH. E8(R1): General considerations for clinical studies [EB/OL]. (2023-04-07)[2024-02-06]. https://www.fda.gov/regulatory-information/search-fda-guidance-documents/e8r1-general-considerations-clinical-studies.

[7]ICH. Q9(R1): Quality risk management [EB/OL]. (2023-05-03)[2024-02-06]. https://www.fda.gov/regulatory-information/search-fda-guidance-documents/q9r1-quality-risk-management.

推荐人寄语

探索数据之美，解读信息之趣。以图表和可视化呈现医学研究的关键发现。

本书可以让你一目了然，原来临床试验数据不再复杂，原来数据也可以这么有温度。

北京万宁睿和医药科技有限公司负责人　张艳

第 3 章

临床数据管理可视化

3.1 临床数据管理工作主要内容介绍

　　临床数据管理是指在临床试验中，对患者的临床数据进行收集、记录、存储、分析和报告的过程（图 3-1）。它包括数据收集、数据清理、数据核查、数据分析等方面的工作。临床数据管理旨在确保数据的准确性、完整性和一致性，以确保试验结果的可靠性和可重复性。临床数据管理的重要性在于它可以帮助研究人员更好地理解患者的治疗效果，从而改进临床实践和指导新药研发。同时，临床数据管理可以帮助监测试验过程中异常情况的发生，避免不必要的安全风险和误诊，从而保证患者的安全和试验的有效性。临床数据管理流程包括数据收集表的设计、数据库的搭建和测试、数据核查的设计、数据录入和清理、数据监控和数据分析，以及数据库锁定后的数据存储和数据归档。

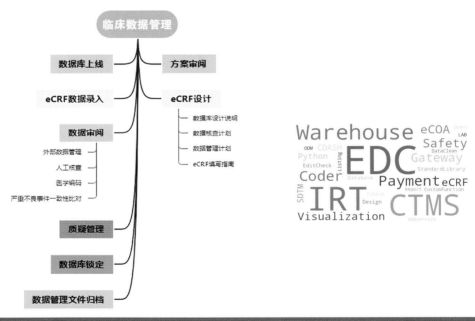

图 3-1　临床数据管理主要任务及 EDC 周边系统

　　临床数据管理可视化是通过将临床数据转化为图形或图像的形式来展示和管理数据集的过程，目的是让项目管理人员更好地理解和分析数据。随着临床数据的不断增加和数字化程度的提高，临床数据管理可视化也变得越来越重要。

　　可视化分析临床数据的优点包括：更方便了解数据集的整体情况，加快决策速度；更容易发现数据中的模式和关联性，有助于识别潜在的治疗方案和风险因素；通过数据可视化交互，可以更好地与外部团队共享数据，并进行有效的协作。

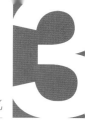

3.2　CRF 采集数据库设计和测试场景

电子数据采集系统（EDC），旨在实现临床数据采集的电子化、智能化、数据标准化，保障更稳定、更智能、更精确的临床数据全流程处理。病例报告表（CRF）采集数据库设计是 EDC 系统的核心模块，是数据管理中的一个重要环节，是指针对临床研究或临床实践的需要，设计一种可以存储、管理和分析相关数据的数据库系统，确保数据的完整性、一致性和可靠性。根据临床研究的需求，确定数据库的目标和功能，包括数据的类型、范围、结构、存储和管理方式等。

图 3-2 呈现了从方案（Protocol）撰写到自动生成模拟病例报告表（Mock CRF）建库流程一体化，自动化逻辑核查配置和校验，自动化界面数据录入和完成逻辑核查自动测试及呈现核查结果，全流程自动化，快速完成建库中的各类复杂配置和测试上线。

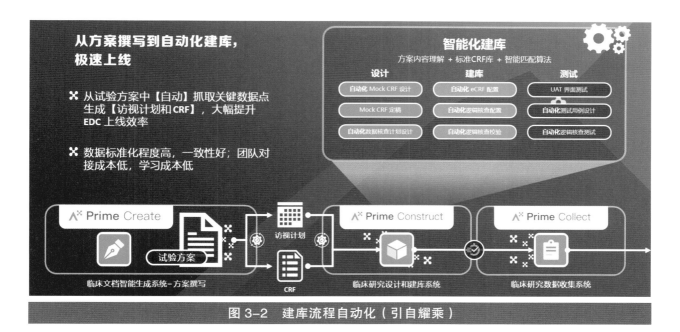

图 3-2　建库流程自动化（引自耀乘）

3.2.1　从方案到 Mock CRF 流程自动化

通过对临床研究过程的关键文档试验方案进行标准化、结构化、数据化管理，可以让系统自动理解和解读试验方案内容，通过指定 CRF 模板库，进而自动匹配 CRF 表单，生成 Mock CRF，节省大量研读研究方案和根据关键数据点设计修改 CRF 的时间，实现智能高效建库。对 Mock CRF 在线设计，校验各类逻辑和核查规则，生成结构化数据，直观地构建表单、字段和基础组件，拖拽和复用提升建库效率。

3.2.2　自动化数据核查计划（DVP）设计

自动推荐 CRF 上关联的逻辑规则，自然语言描述逻辑文本，在线设计和校验各类逻辑和核查规则，线上完成 DVP 设计，定义的数据点和逻辑规则无缝继承至数据库构建中，提高了静态界面和动态逻辑搭建的效率。可以直接导入 DVP 文件，理解自然语言，自动生成逻辑核查。通过导入 DVP、直观的声明式语言编辑器、强大的自定义函数，快速构建所需的各类逻辑和校验规则。

3.2.3　用户接受测试（UAT）自动化

实现了 UAT 界面测试，自动化测试用例设计，自动化逻辑核查测试，自动生成测试报告。自动生成测试用例模板及部分数据，测试衍生、激活验证衍生、激活验证等各种逻辑，测试正例、反例、各种边界值，基于模板添加、删除测试用例。上线前快速测试逻辑，导入测试用例，自动执行，自动创建受试者并录入测试数据。测试用例自动关联到每条逻辑，逻辑被修改后自动执行相关的测试用例。自动生成测试报告，包含每条测试用例的数据、执行结果、是否通过。

3.2.4　相关数据统计报告

3.2.4.1　项目建库信息统计

汇总各个项目使用的唯一的电子病例报告表（Unique CRF）数量、访视（Visit/Folder）数量、交联表（Matrices）数量、逻辑核查（Edit Check）数量以及自定义函数（Custom Function）的数量，直观体现项目的规模和复杂程度（图 3-3）。以肿瘤治疗领域为例，根据项目所处的分期（Phase），每个 Phase 各个条目的数量会有差异，即使对于同一个 Phase 也会因为各种因素导致项目的难易不同，从而导致建库复杂度有差异。同时也会汇总出每个研究项目每个表单（Form）的逻辑核查平均数量，可以直观反映出项目的复杂度。在测试逻辑核查后，通常会对所有项目进行一个统计，按照逻辑核查（Edit Check）失败率、动态函数（Dynamic）失败率、自定义函数（Custom Function）失败率进行分类，以此评估哪些项目在哪些测试类别中存在较高的失败率。这一过程有助于我们衡量数据库构建的质量。

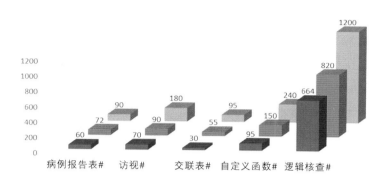

图 3-3　项目建库信息统计

3.2.4.2　项目进展重要时间节点

项目进展中的重要时间节点可以通过汇总图直观地体现出来，比如方案的定稿时间、电子病例报告表（eCRF）定稿时间、建库完成 EDC 上线时间，以及最后的锁库时间等（图 3-4）。

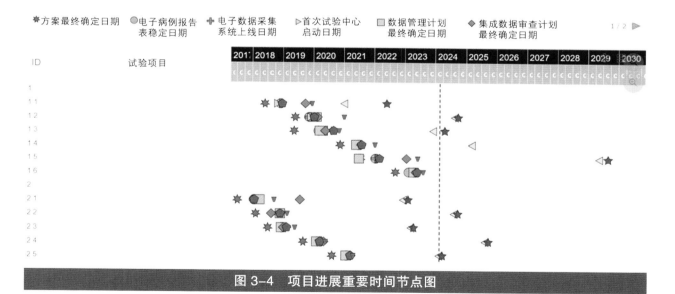

图 3-4　项目进展重要时间节点图

3.2.5　自动化工具

数据库编程人员在日常工作中会做很多工具以便快速处理重复性工作，提高工作效率，如自动翻译 CRF（图 3-5）、自动给 CRF 做注释、系统间整合后做质量控制（QC）、数据库建库 ALS/SDS（项目设计说明书）自动核查工具、项目元数据（Metadata）比对、实验室正常值源数据核查工具、EDC 用户权限季度核查工具等。

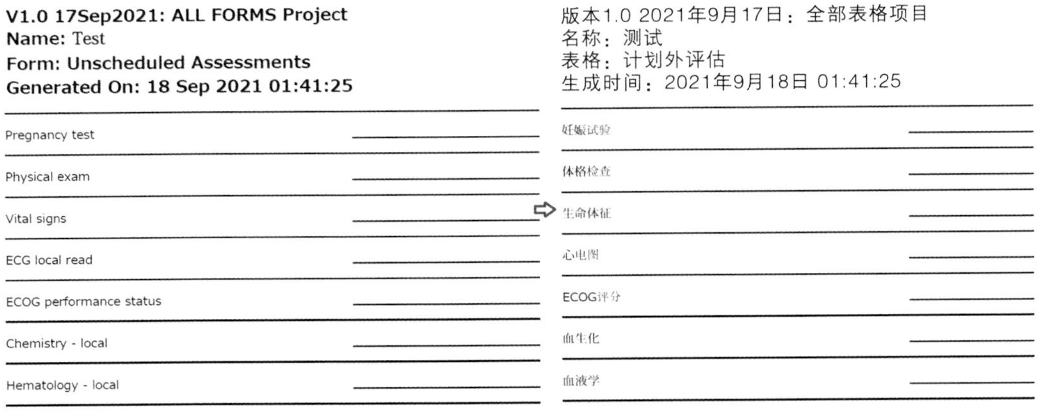

V1.0 17Sep2021: ALL FORMS Project
Name: Test
Form: Unscheduled Assessments
Generated On: 18 Sep 2021 01:41:25

版本1.0 2021年9月17日：全部表格项目
名称：测试
表格：计划外评估
生成时间：2021年9月18日 01:41:25

Pregnancy test ——————————— | 妊娠试验 ———————————

Physical exam ——————————— | 体格检查 ———————————

Vital signs ——————————— | ⇨ 生命体征 ———————————

ECG local read ——————————— | 心电图 ———————————

ECOG performance status ——————————— | ECOG评分 ———————————

Chemistry - local ——————————— | 血生化 ———————————

Hematology - local ——————————— | 血液学 ———————————

图 3-5 eCRF 自动翻译

3.3 数据录入可视化应用的场景

临床数据录入是指将患者在医疗过程中产生的临床数据，如病史、体检、检验、影像等信息，通过一定的方式录入到临床研究数据库中的过程。临床数据的录入是医疗信息化的一项核心工作，为临床研究提供了必要的数据支持，促进了医学研究的进步，使医生更好地认识疾病和治疗方法。

作为数据管理人员，其工作职责是要确保数据录入的质量。数据录入质量包括四个维度，即数据录入的准确性、完整性、一致性和可靠性，数据录入质量的控制对于数据的分析和决策非常重要。数据录入的准确性是指数据录入时需要确保所录入的数据与实际情况相符合，没有错误或误差，否则会导致分析和决策出现偏差或错误。数据录入的完整性是指所录入的数据包含了所有必要的信息和字段，否则会导致数据缺失或不完整，影响分析和决策的正确性。数据录入的一致性是指在不同时间、不同场合下所录入的数据应该是一致的，这有利于保证数据的可比性和可追溯性。数据录入的可靠性是指数据来源可靠，数据录入过程符合规范和标准，这有利于保证数据的准确性和信任度。

数据录入场景下，可通过可视化数据展示以帮助临床工作人员更好地了解数据的质量，更快、更准确地发现数据的问题，同时也可以提高数据分析的效率。临床数据录入可视化的好处包括：提高数据收集的准确性；提高数据审核的效率；帮助临床人员更好地了解中心层面或受试者层面的数据趋势、预测变化，从而更好地调整数据收集方案。

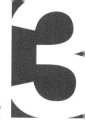

3.3.1　中心层面的数据质量监测

数据质量一直是分中心运营的核心问题之一。为了确保数据质量，可以在中心层面上设置数据质量的评估。数据录入的及时性可通过数据缺失率、数据录入时限（即访视发生到数据产生的时间）及质疑回答时限（即质疑产生到质疑回复的时间）等从中心层面来衡量；中心数据的准确性可通过质疑情况来评估，一般质疑数量越多，数据质量越存疑；中心数据的一致性可以通过数据修改率来衡量，如果数据频繁修改，则说明数据可能存在一致性低的风险；而中心的数据可靠性则可通过数据核查率来衡量，中心源数据核查率越低，则说明数据存在的风险越大。

制定基于中心层面的数据质量关键风险指标（KRI），能够快速了解每个中心的数据质量关键风险。关键风险指标基于中心数据，研究层级的平均数，研究层级的标准偏差。对于试验中数据质量的关键风险指标，分别按其分布特征进行研究中心之间的离群检测，然后计算每一家中心相对于总体的 p 值，并根据数据点的关键程度加权累计，最终得出统计指标 DIS（数据不一致性评分）。数据质量的关键风险指标可包括：受试者人均未完成表单数、数据更新速率、受试者人均质疑数、质疑回应天数，以及受试者人均数据缺失数。可通过数据质量风险可视化报告（图 3-6）快速了解项目中各个中心的风险等级，呈现的形式为每个中心拥有一行记录的表格，列可包括国家、中心、受试者人数，以及关键风险指标（KRI）的红绿等信号。圆圈代表 KRI，按轻到重的严重程度可从绿色到黄色再到红色。对标红的信号，可以深度挖掘，进入到针对某个风险指标的详细列表，即中心层面下基于该 KRI 的情况，包括某中心的该特定指标的平均值，该特定指标的标准偏差，该特定指标的中位数（标为点）、中心的该特定指标平均值（标为线），并且在色带中将中位数上下一个标准差范围之内标为绿色，中位数上下两个标准差范围之内标为黄色，中位数上下三个标准差范围之内标为红色。同样地，我们可以将关键风险指标（KRI）平铺出来，呈现某个中心具体的各个 KRI 指标（图 3-7），从而基于每个指标更直观地监测每个中心的质量，并且可以通过纵向结构去和其他中心垂直比较。

在监测质量的同时，我们也可以监测每个中心的数据进展。用稽查轨迹来作图（图 3-8）能很好地呈现实际数据录入模式与预期数据录入模式之间的差异，以及总体表现。通过时间轴可以更好地展现中心在项目进程中的数据操作情况。比如某段时间内，数据收集量少，那我们就要去深挖一下数据滞后背后的原因，从而规避风险。与此同时，稽查轨迹的趋势图辅以基于中心的数据审核状态报表，可以更好地捕捉到中心层面的数据相关活动。

关键风险指标 ↓	概览 ↓					xlsx ↓ 下载
研究名称	国家	中心代码	中心名称		受试者数量	关键风险指标
2020年 – 演示研究	瑞典	SE–S12	中心12		1	
2020年 – 演示研究	德国	DE–95	柏林医院		79	
2020年 – 演示研究	瑞典	SE–31	乌普萨拉大学医院		13	
2020年 – 演示研究	德国	DE–96	弗赖堡大学医学中心		130	
2020年 – 演示研究	德国	DE–90	慕尼黑学术医院		9	
2020年 – 演示研究	日本	JP–04	东京大学医院		28	
2020年 – 演示研究	美国	US–31	圣卢克医院		12	

a

研究名称	国家	中心代码	中心名称	关键风险指标	中心值	研究平均值	研究偏差	阈值
2020年 – 演示研究	德国	DE–90	慕尼黑学术医院	表格数据变更次数	1.43	2.37	0.76	
2020年 – 演示研究	德国	DE–90	慕尼黑学术医院	受试者未确认缺失项目数	2.33	4.36	2.02	
2020年 – 演示研究	德国	DE–90	慕尼黑学术医院	受试者逾期事件数	0.44	0.4	0.26	
2020年 – 演示研究	德国	DE–90	慕尼黑学术医院	签名滞后（天数）	0.00	99.85	149.93	
2020年 – 演示研究	德国	DE–90	慕尼黑学术医院	受试者待处理表格数	8.89	8.59	1.45	
2020年 – 演示研究	德国	DE–90	慕尼黑学术医院	受试者被拒查询数	0.00	0.01	0.02	

b

图 3–6 数据质量风险可视化报告（引自 Viedoc）

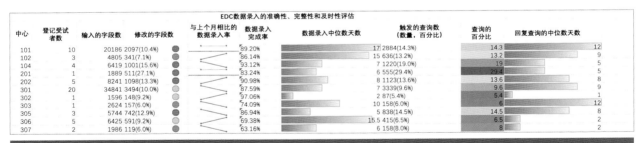

中心	登记受试者数	输入的字段数	修改的字段数	与上个月相比的数据录入率	数据录入完成率	数据录入中位数天数	触发的查询数（数量，百分比）	查询的百分比	回复查询的中位数天数
101	10	20186	2097(10.4%)		89.20%		17 2884(14.3%)	14.3	12
102	3	4805	341(7.1%)		86.14%		15 636(13.2%)	13.2	9
104	4	6419	1001(15.6%)		93.12%		7 1220(19.0%)	19	5
201	1	1889	511(27.1%)		83.24%		6 555(29.4%)	29.4	5
202	5	8241	1098(13.3%)		90.98%		8 1123(13.6%)	13.6	8
301	20	34841	3494(10.0%)		87.59%		7 3339(9.6%)	9.6	9
302	1	1596	148(9.2%)		97.06%		2 87(5.4%)	5.4	1
303	1	2624	157(6.0%)		74.09%		10 158(6.0%)	6	12
305	3	5744	742(12.9%)		86.94%		5 838(14.5%)	14.5	8
306	5	6425	591(9.2%)		69.38%		15.5 415(6.5%)	6.5	2
307	2	1986	119(6.0%)		63.16%		6 158(8.0%)	8	2

EDC数据录入的准确性、完整性和及时性评估

图 3–7 数据质量评估报告

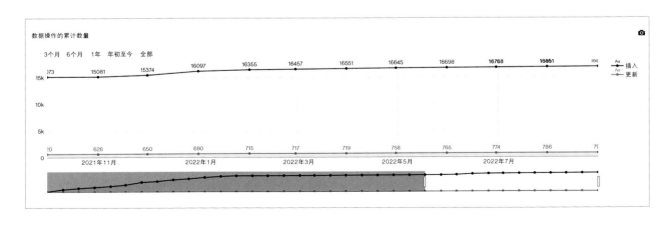

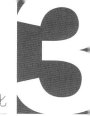

研究	国家	#待处理表格数量	待处理日期	待处理天数	#中心数量	#受试者数量
2020年 – 演示研究	德国	1494	2020-12-16	579	3	211
2020年 – 演示研究	日本	247	2020-12-17	578	1	27
2020年 – 演示研究	瑞典	113	2020-12-17	578	2	13
2020年 – 演示研究	美国	384	2020-12-17	578	2	42

待处理表格↓　按国家↓　　搜索　　　xlsx↓　下载

显示第1至第4条，共4条记录

注释：
待处理日期–第一个表格变为待处理的日期

图 3-8　数据录入趋势（引自 Viedoc）

3.3.2　受试者层面的数据质量监测

　　受试者数据的完整性是指数据是否包含所有需要的信息，是否有缺失或重复。特别是给药信息是否有缺失或有给药量的偏离。而受试者数据的一致性，则指同一受试者在不同时间或不同研究人员之间所得到的数据是否一致。通过可视化的方式能帮助我们快速定位到受试者层面的脏数据和缺失数据。

　　受试者的用药依从性可以通过散点图来清晰呈现（图 3-9），横坐标是受试者用药周期，不同的图形代表不同的用药状态，如果是完成状态则标注为蓝色正方形，未完成则标注为红色正方形（警示作用），同时会标记该受试者是否已经退出研究，最后一列则是基于统计原理计算出的用药依从性的百分比。也可以引用其他符号来阐述更多信息，比如可以用向上的黄色三角形表示有超剂量（超过 120%）的情况，用向下的黄色三角形表示有剂量未达到 80% 的情况，来进一步提示用药依从性的风险。

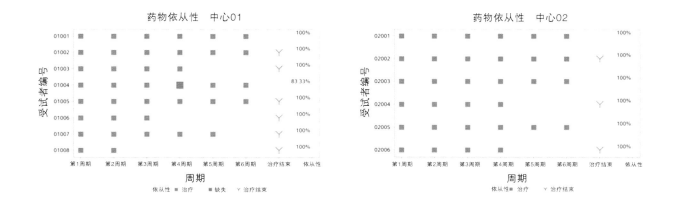

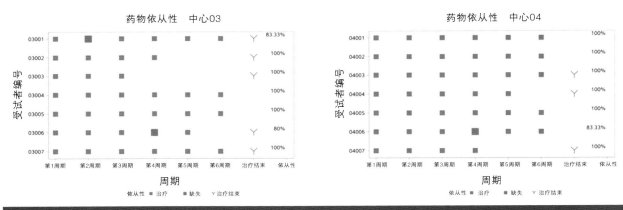

图 3-9　用药依从性

受试者一致性评估的典型案例为肿瘤实验中第三方独立影像与研究者对疗效的判定差异，如果差异很大，那么就需要尽早介入，从而避免潜在的数据质量风险。基于独立阅片和研究者阅片的一致性评估可视化图（图 3-10），两者的差异能在受试者层面上更好地展现出来，并且辅以中心层面的差异化报告进行交互，能在较大程度上提高数据审核的效率。可视化的呈现采用了折线图，受试者的治疗时间为横坐标，不同的颜色代表不同的评估方，通过折线是否重叠反映出判定差异，根据重叠率计算出差异率，基于中心层面的不一致率给出总结性表单，并标识出不一致率超出均值的中心及超过某个数值的受试者编号。

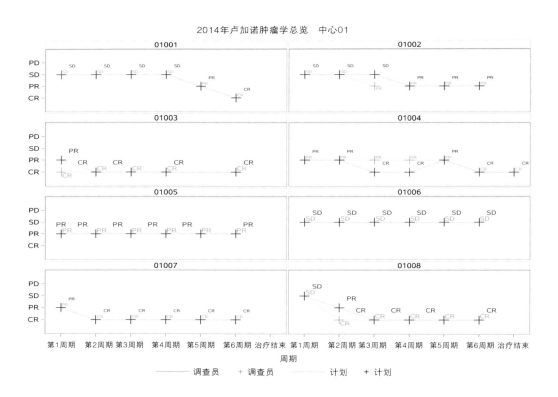

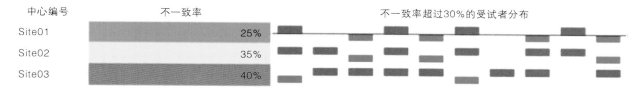

中心编号	不一致率	不一致率超过30%的受试者分布
Site01	25%	
Site02	35%	
Site03	40%	

注：CR 为完全缓解（Complete Response）；PR 为部分缓解（Partial Response）；SD 为疾病稳定（Stable Disease）；PD 为疾病进展（Progressive Disease）。

图 3-10　独立阅片和研究者阅片的一致性评估

3.3.3　基于数据质量的动态数据清理

数据清理是一项为了确保数据质量而进行的工作，包括去除重复数据、填补缺失值、纠正错误数据等，以确保数据集符合研究的目的和假设。由于临床试验中的数据是实时动态的，需要在数据收集的同时对数据进行实时清理，以保证数据质量。基于研究数据集预测的动态数据清理计划可以帮助研究人员更好地保证数据的完整性和可靠性。可视化作为一种工具，可以帮助我们预测访视数据，把握数据趋势，从而更好地预测数据收集的范围。

关于访视数据的预测，可以通过矩阵图来很好地呈现，不同的颜色代表访视不同的状态（图 3-11），帮助数据管理人员尽早确定数据清理和分析的范围，从而制定出合理的数据清理计划。

按状态划分的患者访问									
中心	患者	状态	第1天	第1个月	第2个月	第3个月	第4个月	第5个月	第6个月
101	SE-10100001	已入组	2019-10-01	2019-11-03	2019-12-01	2020-01-15	2020-02-04	2020-02-04	未完成
	SE-10100002	提前退出	2019-05-16	2019-06-16	2019-07-29	2019-08-25	2019-09-26	2019-10-25	2019-10-20
	SE-10100003	已入组	2019-11-07	2019-12-06	2020-01-10	2020-02-09	2020-03-09	2020-04-09	2020-05-10
	SE-10100004	已入组	2019-04-16	2019-05-16	未完成	2019-07-16	未完成	未完成	未完成
102	SE-10200001	已入组	2019-11-04	2019-12-30	2020-02-15	2020-03-18	未完成	未完成	未完成
201	SE-20100001	已入组	2019-06-30	2019-08-31	2020-09-30	2019-11-14	2019-12-31	2020-02-04	未完成

a

预期访问							
患者	中心	状态	最后访问日期	下次预期访问	下次预期访问时间范围	访问状态	患者病历链接
SE-10200001	102	入组	2020-03-18	第4个月	2020-02-25至2020-03-10	晚访	患者病历
SE-20100001	201	入组	2020-02-04	第6个月	2019-12-20至2020-01-03	晚访	患者病历
SE-10100004	101	入组	2019-07-16	第4个月	2019-08-07至2019-08-21	晚访	患者病历
SE-10100001	101	入组	2020-03-18	第6个月	2020-03-22至2020-04-05	晚访	患者病历

b

图 3-11　数据收集的动态预测（引自 IBM 临床开发系统）

3.4 数据审核可视化应用的场景

临床数据审核是指对已完成的临床试验数据进行审核和评估的过程。目的就是为了在研究过程中及时完成数据清理，从而保证数据满足规范、准确、完整和可信度的要求，以便真实反映受试者的情况，利于做出正确的结论和指导。有些项目方案可能需要改变剂量、样本量等设计，那么早期的数据访问和观察趋势的能力是至关重要的。

临床数据审核应当由合适的项目团队成员共同完成。监查员需要对数据进行现场核查，医学研究人员需要从专业的角度完成汇总数据的医学分析，而数据管理员的主要职责是对数据的逻辑进行检验与整理。数据核查的方法一般分为计算机审查和人工审查。计算机审查主要是指当数据录入系统后由数据库自动触发的逻辑核查，而人工审查主要用于核对不易用于计算机程序检查的数据。近年来，随着人工审核自动化的逐渐普及，数据管理员如何利用自动化编程来实现复杂的数据核查已经成为行业的讨论热点。虽然以数据列表进行编程处理结果的展示能方便地提取到所有指定逻辑的疑问点，但是基于数据整体性和趋势的检查，特别是当医学监查的部分需求合并到数据管理核查时，亟须一种行之有效的解决方案。

数据审核可视化是指通过图形化的方式展示审核结果，以便于用户更直观地理解和分析数据。利用可视化的方式进行数据审核是对数据库系统逻辑核查及线下编程核查的补充，以期帮助数据管理员快速发现数据异常和数据规律。若进一步辅助数据下钻功能，还可以针对有疑问的数据进行具体情况的探查，进一步发掘问题数据的问题来源。这样便可大大提高数据审核的效率和准确性，为实现临床数据的快速清理保驾护航。本节将通过数据核查中遇到的典型场景对可视化图形设计的常见思路进行探讨。

3.4.1 数据逻辑核查

临床数据的逻辑核查重点是对疗效性和安全性数据的核查。安全性数据指的是临床试验中收集的与治疗或药物有关的不良事件 / 严重不良事件等。这些数据是评估治疗或药物的安全性和耐受性的关键指标，对于制定治疗方案和药物审批具有重要意义。安全性数据常见的核查点集中在不良事件、实验室检查、给药记录、合并用药或非药物治疗等数据之间的逻辑性。安全性数据可视化即利用编程处理后的数据，将多种逻辑相关的字段信息设计到可视化图表中。数据管理员的核查任务是通过这些数据点之间的关联记录去发现可能遗漏和错误记录的情况。

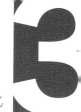

3.4.1.1　实验室数据和不良事件的交叉核查

在临床数据管理中，实验室数据的管理和核查对数据管理员来说是一个很大的挑战，数据数量大、难度高，对计算机技术、医学知识等要求多。而实验室数据的审核中最大的难点在于实验室检查数据和不良事件的核对，特别是项目组要求按照分级变化的方式进行逐条记录时，实验室检查数据的审核尤为烦琐。数据管理员根据临床研究中出现的实验室检查异常有临床意义的结果进行核查，确认是否对应不良事件发生日期，同时还要确保检查指标恢复正常 / 基线时或（和）严重程度有变化时能对应不良事件转归的状态。

基于是否按美国国家癌症研究所开发的通用不良事件标准术语（CTCAE）进行等级判定展示而分成了两种不同的可视化表现（图 3-12），一种仅采用实验室检查结果和不良事件报告分级作为比对分析（图 3-12a）；另一种采用实验室检查结果对应的 CTCAE 分级和不良事件报告分级作为比对分析（图 3-12b）。借助筛选器可以查看每个受试者的每个具体检查项的信息，按横坐标给药天数来观测实验室检查结果趋势 / 分级和不良事件记录的比对关系。

图 3-12 中使用的数据源是事先通过医学编码操作和编程处理后获取的，目的是将检查项和不良事件映射关联在一个数据源里。该图例产生的前提信息是不良事件按照分级记录，圆点代表不良事件，通过不同颜色以区分不良事件的整体事件，比如黄色代表一个不良事件，红色代表开始一个新的不良事件，相同颜色表示为同一个连续事件。这是一个双轴图，方便在同一时间度量上查看数据，圆点对应的纵坐标代表不良事件分级信息，同时圆点对应数值的大小也可对应关联严重程度；柱状图对应的纵坐标代表实验室检查结果。当项目需要核对研究者是否依从 CTCAE 标准进行不良事件分级报告，可以参考图 3-12b，将实验室检查结果编程判断得出的 CTCAE 分级和对应报告的不良事件分级进行比对，可针对两者不一致数据进行质疑，同时还能整体查看同一中心某指标 CTCAE 报告依从性的情况来发现中心的共性问题。

可视化的方式在按不良事件分级变化汇报的项目中发挥的作用更大，可在每一个分级变化事件发生过程中，观测检查结果与 CTCAE 分级的变化趋势是否匹配，例如在一个 3 级降到 2 级的连续不良事件中出现了恢复正常的结果，那么就预示着不良事件或实验室检查可能被错误记录，需要及时纠正。

这类可视化核查的设计思路是让所映射关联的数据点都呈现在同一图形中，从整体性和数据趋势性的角度提供一种新颖的发现错漏数据的方式，同时辅以单或多数据点同时下钻的功能，进一步查看具体问题数据的相关信息。

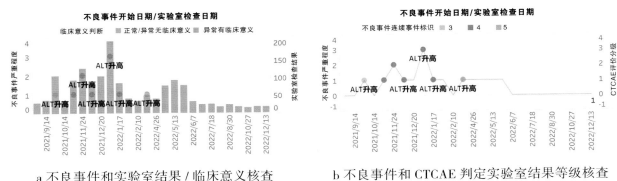

a 不良事件和实验室结果／临床意义核查　　　　b 不良事件和 CTCAE 判定实验室结果等级核查

注：ALT 为谷丙转氨酶。

图 3-12　实验室数据和不良事件的交叉核查（引自开心生活科技可视化平台）

3.4.1.2　不良事件给药措施和给药记录的核查

　　研究者在受试者发生不良事件后，会针对下一步给药计划进行再次判断。一旦研究者完成调整或决定不调整，受试者需要严格按照给药计划进行。给药记录和不良事件给药措施的核查也是数据审核的重点之一。通过可视化设计，将给药访视信息和导致剂量调整和／或暂停给药等措施的不良事件信息放在同一张图中，方便数据管理员针对研究者判断的给药措施和受试者给药状态进行逐一核查，从而有利于发现不符合逻辑的数据。图 3-13a 中，基于给药时间为横坐标，每次给药访视的给药信息对应于横坐标。纵坐标按不同类别的不良事件依次排列，条状的图形是从不良事件表单获取的起止时间信息，不同颜色代表对应的研究药物给药措施的类型。另外，将给药状态和给药措施中相似的逻辑设计为同一色系，能有效地提高审核的效率。通过时间线进行查看，结合不良事件中记录的研究药物给药措施和实际给药状态的逻辑对比，整体来核查每个受试者给药信息和不良事件给药措施的准确性。例如，4 月 1 日（第 4 周期给药）时的用药记录为剂量不变，但是在用药开始前出现了一条导致停止用药的不良事件记录，数据管理员可针对可能的逻辑问题进行质疑，及时确认并纠正关联数据的错误录入。

　　若需要进一步核对给药页面上的导致未用药／延迟用药／剂量减少／中断用药等原因中记录的不良事件与不良事件表单上的记录是否一致，则需要对以上图形进行进一步的调整，将不良事件发生的起止时间信息考虑到图形中，以便于核对给药页面上的时间和原因记录是否符合录入逻辑。如图 3-13b 所示，条状的图形依然还是包含不良事件的起止时间信息并根据颜色来定义给药措施类型，同时将从给药记录中获取的给药记录状态用上不同形状的标记，如小圆圈代表某次给药记录中导致减少剂量的不良事件，小正方形是代表某次给药记录中导致延迟给药的不良事件，可以通过形状标记和颜色来判断逻辑含义是否一致。

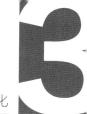

这类可视化核查的设计思路是借助不同颜色或形状来表示数据点的类型，通过时间轴将相同时间内发生的关联逻辑和事件类型结合到同一图形中，方便数据管理员按发生时间段来整体评估数据录入的逻辑合理性。

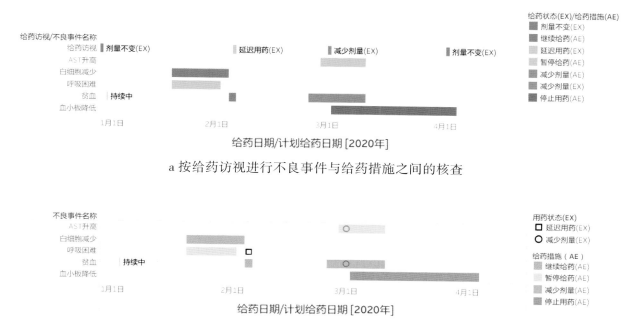

a 按给药访视进行不良事件与给药措施之间的核查

b 关注特定给药状态和不良事件之间的核查

注：AE 为不良事件；AST 为谷草转氨酶；EX 为药物暴露。

图 3-13　给药记录和不良事件之间的核查（引自开心生活科技可视化平台）

3.4.1.3　实验室检查结果中异常数据的判断

对于无法用 CTCAE 来匹配的检查项，其结果的准确性核查一直有争议。有一部分数据管理员认为无须对异常无临床意义的结果进行确认，另一部分则认为项目组需要明确规则再进行审核，比如超出人类的极限范围后再进行核查。在实际工作中，比较常见的是采取超出其 5 倍上限或者低于 5 倍下限的标准来进行判断异常值，但是这种做法有时会被视为过于主观。而结合箱型图进行异常值的识别可作为一种发现问题的有效手段。如图 3-14 所示，选取某血生化检查项结果，按不同访视对检查结果进行离群判断，超出箱型图的数据点可被视为异常点进行重点关注，数据管理员可点击具体数据进行查看，并完成质疑询问。

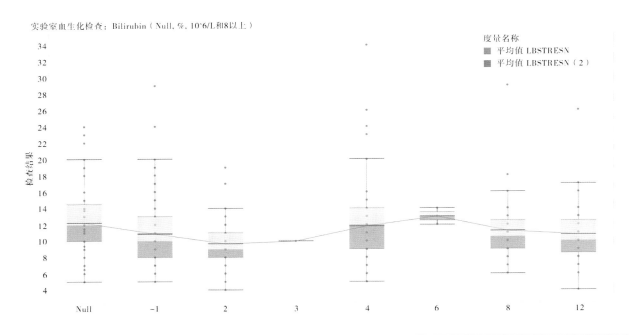

实验室血生化检查：Bilirubin（Null, %, 10^6/L和8以上）

图 3-14　按访视记录实验室检查结果（引自开心生活科技可视化平台）

3.4.2　数据一致性核查

临床数据一致性核查是临床试验数据管理的重要环节，其目的是避免数据错误和数据造假，确保研究结果的可信度和可靠性。其中包括临床试验数据库和安全数据库数据的一致性核查、临床试验数据库数据和外部数据的一致性核查等。以严重不良事件（SAE）一致性比对的工作为例，这项工作会涉及多个职责人员，且对于不同类型和场景的问题，其处理的方式会根据不同情况进行调整。通常我们会先向研究中心发送质疑，待确认临床试验数据库录入无误后，再跟项目药物警戒人员开始第一轮文件确认，如果问题无法得到解决，会继续反馈到项目组医学或其他成员，直到问题被充分沟通和确认。

对外部数据一致性比对问题的汇总，可根据不同的角色和问题类型来分析，便于数据管理员及时发现未解决问题的状态，如果项目中某一角色或某一类型需要处理的问题数据较多，应及时查看数据挖掘背后的原因，及时纠正数据录入导致的偏差。如图 3-15 中，用桑基图来展示问题类型和对应角色的工作量对应关系，同时将按角色和按类型分类汇总图拼接到同一个数据看板中，方便项目管理者发现一致性比对工作过程中的潜在问题。若流程在线上完成，系统可以捕捉到更多的操作信息，还能以响应问题的平均时长或问题被再次转发的次数作为度量指标，可用来发现问题处理流程上的隐患。

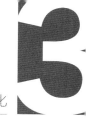

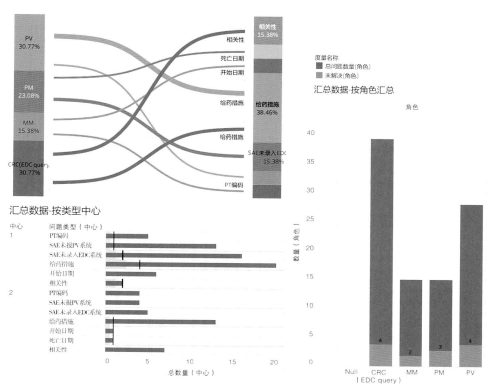

注：PV 为药物警戒专员；PM 为项目经理；MM 为医学经理；CRC（EDC query）为临床协调员（EDC 质疑）；Null 为分类。

图 3-15　SAE 一致性比对核查问题汇总（引自开心生活科技可视化平台）

3.5 数据管理可视化挑战与展望

　　临床试验数据管理的可视化应用还处在初级阶段，仍然面临着来自系统使用和设计思路的各项挑战。

　　第一，提供海量级别数据清洗的可视化解决方案。目前利用可视化进行数据清洗总体分为整体层面发现异常和受试者层面深度查看这两种基本思路，对于超大型数据量的项目，受试者层面数据的核查效率需要被重点关注，如何实现可视化和自动化交叉渗透，是未来数据管理工作的关键挑战。

　　第二，加强系统交互，实现可视化平台的实时数据传输。了解数据收集过程中各临床试验管理系统的数据互通模式，打破目标数据的传输瓶颈，让可视化平台能实时接收临床试验数据和项目管理数据。及时有效的数据清洗，也是保证后续医学、统计等团队对数据再处理和使用的基石。

第三，加快数据管理角度可视化知识图谱的建立。数据管理员是临床试验的数据库设计者，是对数据录入规则的第一解读人，数据管理工作执行时更容易从本职角度发现基于某中心或某类型表单的错误认识。数据管理员应针对不同项目类型建立相应的问题发现机制，持续补充可视化的通用和专属解决方案。

未来，我们期待有更多的可视化技术应用在临床数据管理的环节。从数据汇总、数据核查到问题跟踪，数据管理过程中包含各种场景的数据处理需求。对于不同的可视化需求，应该拓宽思路，积极寻找最优方案。数据管理可视化是一个可以百花齐放的园地，是思维和技术充分交汇的场所，将数字转化为图形，让管理更容易驾驭。

推荐人寄语

　　临床数据的可视化是利用计算机程序和图像处理技术，将临床数据及数据管理的信息以图形或图像的方式呈现并进行交互处理的方法和过程。鉴于临床数据的多样性与复杂性，临床数据的可视化已成为数据呈现、数据处理及决策分析等的综合手段，在临床研究中得到了广泛应用，并获得了用户的一致欢迎。本章结合数据管理各阶段的各项重要工作内容，将数据库建库、CRF设计、逻辑核查，以及数据清理等有关数据管理的工作量、效率、时长与质量等关键指标在项目、中心及受试者等层面做了可视化呈现，这将极大地提高数据管理的效率，并可快速识别潜在的风险。同时，还对常规的数据质量的一致性核查，如实验室检查与不良事件、不良事件与用药信息、实验室正常值判定等做了详细的说明。此外，本章还探讨了数据管理可视化面临的挑战及未来的发展方向。总之，本章对临床试验数据管理人员与管理者均具有重要的参考价值，有助于其更好地理解和应用数据管理可视化技术，提高数据管理的效率和质量。

江苏恒瑞医药股份有限公司临床数据科学中心首席数据官　颜崇超

第4章
医学监查可视化

4.1 医学监查的工作职责和目的

临床项目医学监查员提供的医学审核工作包括：入组资格审核、临床试验数据医学审核、医学编码审核、方案偏离审核等。在研究准备阶段，一般需要确定关键数据（比如主要疗效和关键安全数据），制定医学监查计划。

目前常见的医学监查报告形式有：①按每位受试者的信息进行数据展示的受试者档案；②按表单类别展示所有受试者的数据列表报告；③针对特殊关注的事件进行汇总和制作图表。为保证监查工作的准确性，需要兼容项目/中心/受试者这三种层级的数据需求，并以减轻医学监查员数据审核的负担为目的开发更多自动化及可视化的实现路径。

医学监查可视化可以帮助医学监查员更好地了解试验结果和数据，如患者招募情况、治疗效果、药物相关不良事件等。打造高质量的医学监查可视化平台有助于及时准确地完成自动数据核对，实现快速的数据处理，大大提升患者数据的安全信号识别效率。

4.2 入组审核可视化场景

在进行临床试验前，需要对患者进行入组审核，以确保患者符合试验的纳入标准。审核要点包括患者的基本信息、病史、体格检查、实验室检查及其他必要的特殊检查等。然后，根据研究项目的入组标准，对参与者进行评估，判断是否符合入组标准。在系统操作方面，通常会将参与者的信息录入 EDC 的 eCRF 中，并在入排标准的表单上标记其是否符合入组标准。同时，生成入组报告。该报告会由专业的医学监查员审核，这是临床试验的重要环节之一，需要严格按照规定的要求和流程进行，以确保所获取数据的及时性及研究的可靠性和有效性。目前，医学监查通常会应用一些可视化的工具或可视化图表进行辅助。通过可视化图表，医学监查员可以更加直观地查看临床试验中完整的不同层级的数据，从而更好地理解数据趋势和健康指标的变化趋势，深入挖掘数据价值，以便及时发现问题所在。

①以审核入组标准中的身体质量指数（BMI）为例，展示 BMI 检查列表（Review Listing）的审核可视化场景。医学监查员在进行入组审核过程中，需要审核入排标准，BMI 是某些临床试验的入排标准中的一项重要审核指标。例如，在某项心血管领域的临床试验中，入排标准之一是女性受试者的 BMI 要大于 45，医学监查员利用医学监查可视化软件（图 4-1），就可进行可视化的数据提取和分析。首先，在左侧导航栏的数据集中找到 Demographics，展开

其相应的变量，并从中选择变量 DEM.SCRNBMI，将其拖拽到右侧操作页面中的虚线框中，作为起始的变量条件。其次，选择对应的条件">"，在其下方输入我们需要的规则"BMI >45"，即可定义好第一步的规则。最后，将条件 AND 推拽到中间的虚线框中，以便进一步添加其他数据集中的变量补充条件。同理，可以继续在 Demographics 数据集中找到变量 DEM.SEX，选择 Contains，下方输入 Female。到此，即完成了人口统计学表单中 BMI > 45 的女性医学记录列表规则的定义。下方的灰色代码栏中也会自动同步生成上面定义好的规则所对应的代码"DEM.SCRNBMI>45 and DEM.SEX_TXT contains Female"。在正式生成列表前，医学监查员还可以进一步定义是否需要自动批量生成质疑，如需要生成质疑，可在右下方自定义质疑被导出到 EDC 系统中的指定访视的指定表单的指定字段上，并且可以自定义质疑的文本，以便在几分钟内以统一化的标准化的质疑文本完成过往需要数小时才能一一发布的质疑。

医学监查平台的数据主要来源是 EDC，如果对实时性要求较高，则可以选择 EDC 与医学监查平台无缝整合的一体化平台。其他来源的数据，如实验室、eCOA（electronic Clinical Outcome Assessment）、医学影像数据、可穿戴设备数据等也可以导入医学监查平台，以提供全方位数据分析和洞察。

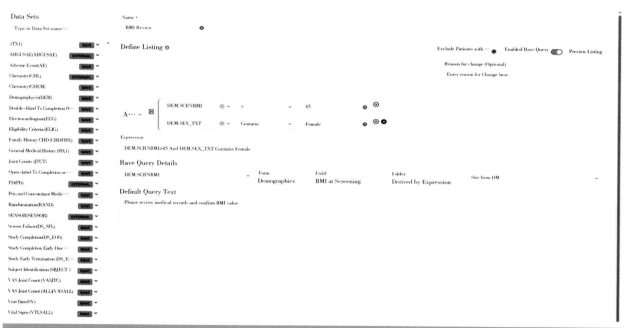

图 4-1　审核入组标准中的身体质量指数（BMI）（引自 Medidata.inc PDS 系统）

②以审核入组标准中的年龄和头痛持续时间为例，展示年龄和头痛持续时间列表（Age and headache duration listing）的可视化场景。例如，医学监查员要审核年龄大于 61 岁，且头痛持续

时间大于 10 天的医学记录。如图 4-2 所示,同样可以通过如前所述的医学监查软件系统来进行简单的低代码平台操作快速生成所需审核的列表。其中不同的是,头痛持续时间变量并非直接变量,而需要预先进行衍生变量的设置,找到不良事件(AE)数据集中的事件开始时间和结束时间两个变量做差,生成衍生变量后,再将衍生变量代入到该列表的逻辑运算中。最终自动生成的编码为:DEM.AGEIC > 61 and AE.AEPT contains headache and AE.AEDURATION > 10。

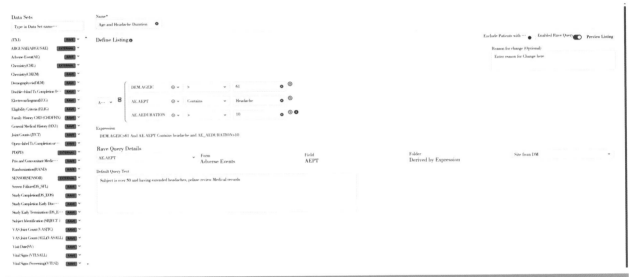

图 4-2　审核入组标准中的年龄和头痛持续时间(引自 Medidata.inc PDS 系统)

③此外,肿瘤研究中的入组审核还涉及"至少具有一个满足 Recist 1.1 标准的可测量病灶"。因此,在列表中需要审阅所有在筛选期选择为靶病灶的最长径的长度,以确认是否满足 Recist 1.1 标准,即可测量的非淋巴结病灶长径大于等于 10 mm,可测量的淋巴结病灶短径大于等于 15 mm。该可视化图表可以分两部分,左侧为筛选期选择为靶病灶的最长径的长度列表,右侧为 Recist 1.1 标准的要求说明。左侧部分的列表包括每一个被筛选的病灶的编号、病灶类型(淋巴结或非淋巴结)、病灶位置和最长径的长度。列表中的每一项都可以勾选或取消勾选,以标记该项是否符合 Recist 1.1 标准。符合标准的病灶会被高亮显示,而不符合标准的病灶则会被标记为不符合,并给出相应的提示信息。右侧部分的要求说明包括 Recist 1.1 标准的定义、可测量的非淋巴结病灶长径和可测量的淋巴结病灶短径的要求。这些要求可以帮助医学监查员更好地理解 Recist 1.1 标准的内容,从而更准确地审核入组标准。通过该可视化图表,医学监查员可以更方便、更直观地审核肿瘤研究的入组标准,减少出现审核错误的可能性,提高审核工作的效率。

④在肿瘤研究的入组审核中，既往抗癌治疗（包括药物治疗、手术治疗、放射治疗）列表审核也非常常见。通常可以通过可视化的工具或图表辅助医学监查员的审核。例如，在可视化的图表中，每一行记录了一次既往抗癌治疗的详细信息，包括治疗时间、治疗方式、治疗剂量、治疗时长、治疗效果和治疗医院等。每一行中的勾选框，用于标记该次治疗是否符合入选排除标准。列表顶部的筛选和搜索框，用于快速查找特定的治疗记录。如筛选出所有治疗结果为"疾病进展"的行，来辅助审核既往肿瘤治疗的结果。例如，研究旨在入组某肿瘤二线治疗的患者，那么就得从既往抗癌药物治疗中发现一线治疗结果为"失败"，即"疾病进展"的结局。审核的既往抗癌药物治疗结果的列表中必须至少含有"疾病进展"。如果受试者既往抗癌药物治疗结果并未显示或录入"疾病进展"，则代表该数据存在问题。列表底部的"添加治疗记录"按钮，可以用于添加新的治疗记录。点击该按钮后，会弹出一个新的对话框，用于输入新的治疗记录的详细信息。通过该列表，医学监查员可以方便地查看患者的既往抗癌治疗历史，并快速判断每一次治疗是否符合入选排除标准。如果某次治疗不符合标准，医学监查员可以直接在列表中勾选该次治疗，系统会自动记录下来并给出相应的提示信息。这样，医学监查员可以更准确地审核入选排除标准，提高审核效率。

4.3　医学数据核查可视化场景

临床试验项目进行阶段中的医学监查主要是为了确保研究的安全性、方案依从性和疗效数据收集的持续评估，重点对不良事件、合并治疗、用药记录、实验室检查和疗效结果（如需）等模块进行关注。

医学监查的目的不止于对录入逻辑的核查，还需要分析背后的医学逻辑。所以，在医学监查核查的可视化中，会用到多维度的数据展示，也会根据不同场景进行对应的设计。下文会根据不同应用场景对可视化的设计思路进行探讨。

4.3.1　医学重点关注的录入逻辑核查

医学监查员对临床试验数据的部分核查工作是比对多表单录入的逻辑性，不同于数据管理人员，其具有专业的医学目的和侧重点。所以，医学关注的录入逻辑核查一般是需要预先根据医学逻辑进行处理的。以肿瘤转移部位和病灶选择核查为例进行分析，通过将肿瘤疾病诊断中的器官转移状态、转移部位与基线期选择的靶或非靶病灶进行交叉比较，以期发现发生远处转移器官或部位对应的病灶并未被选择为临床研究的靶或非靶病灶，从而定位到"漏病灶"的情况。通过医学提供的器官 / 部位映射逻辑，将两个表单中对应器官 / 部位的字段关联起来，单纯的自动化实现的是将两个表单录入的潜在不一致都挑选出来。对于无法判定是否一致的病灶或转移部位应该交由医学监查员进行再次判断，并根据实际情况提出质疑。为保证对数据整体性的监查，将自动化处理后得到的数据源再次进行可视化设计，方便医学监查员同步完成交叉数据的核对及病灶选择的整体评估（图 4-3）。

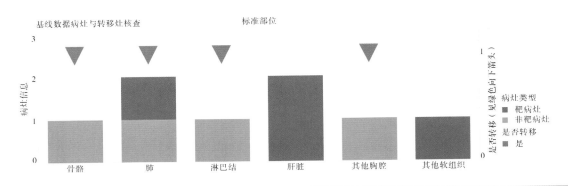

图 4-3　肿瘤转移和病灶记录信息核对（引自开心生活科技可视化平台）

4.3.2　不良事件的医学核查

对不良事件的监测核查是医学监查面临的重要挑战，本节我们将围绕安全性数据对不良事件审核的几大应用场景进行讨论。

4.3.2.1　不良事件的汇总展示

医学监查数据中会产生大量对不良事件进行汇总的信息需求，其中大多数都聚焦在当前不良事件的发生情况。常见的需求形式有：按 MedDRA[1] 编码的 PT/SOC term[2] 对不良事件进行分类，通过发生率的展示，了解药物安全性的基本概况；按不同描述类型（严重程度 / 给药措施 / 药物相关性 / 是否为严重不良事件等）分别显示不良事件的数据。

首先，需要明确一些算法规则，比如发生率的算法，是按照例次还是例数计算。其次，需要提前定义好需要关注的描述字段所对应的选项值。在这一场景中，可视化的设计可将图和表进行有效结合（图 4-4），辅助使用可视化平台的数据筛选和排序功能，医学监查员通过自助筛选不同的中心或不同的描述类型，以实现动态查看所关注不良事件的发生情况。

---

[1]　国际医学用语词典：Medical Dictionary for Regulatory Activities，MedDRA。

[2]　系统器官分类：System Organ Classification，SOC；首选语：Preferred Term，PT。

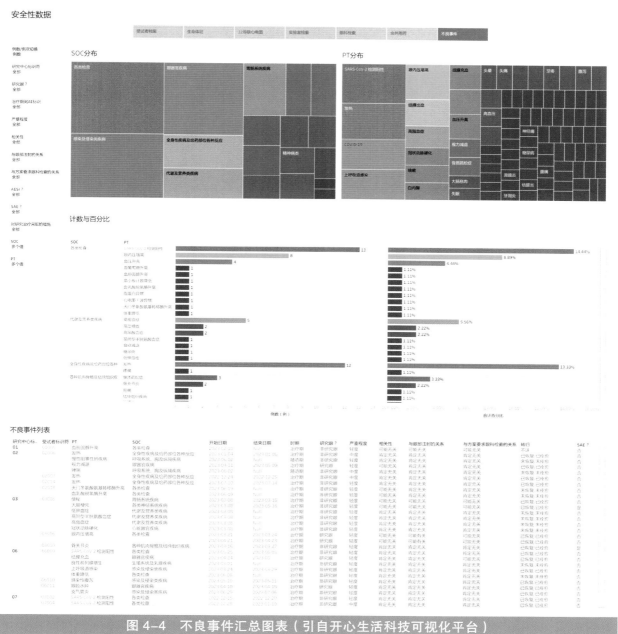

图 4-4　不良事件汇总图表（引自开心生活科技可视化平台）

4.3.2.2　以时间维度来观测不良事件发生的动态变化

临床试验进行过程中，医学监查员需要了解不良事件发生随时间的变化趋势。在此应用场景中，一般采用折线图来进行可视化设计（图 4-5），按照给药周期对不良事件发生次数进行描述，同时加入药物相关性等描述元素。

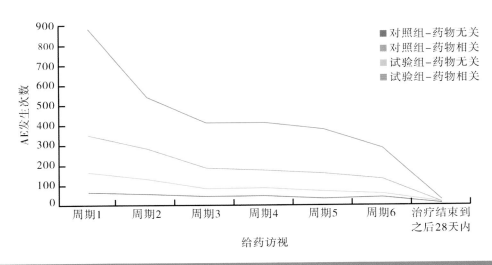

图 4-5　给药时间变化下药物相关的不良事件发生情况（引自开心生活科技可视化平台）

4.3.2.3　比对背景数据，实现安全事件信号的发现

和同类商品的不良事件发生率进行比较，以发现是否存在研究者手册上未提及或同类产品中也未见或少见的不良事件。可视化的设计需要突出比对数据的差异，直观地定位到目标信息。可通过蝴蝶图的呈现（图 4-6），及时发现临床试验项目过程中不良事件发生的异常情况，监测药物的安全信号。

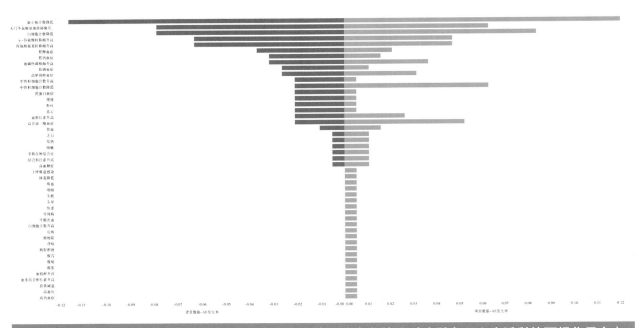

图 4-6　背景数据（左）和项目中不良事件发生情况（右）的比对（引自开心生活科技可视化平台）

4.3.3　实验室数据的核查

4.3.3.1　实验室检查结果和 CTCAE 判读结果一致性核查

有关 CTCAE 依从性的核查，请参考 3.4.1.1 节 "实验室数据和不良事件的交叉核查"，除了对 CTCAE 报告准确性的核查，医学监查角度也需要关注不同中心对于 CTCAE 执行的情况，针对问题中心及时开展监督和培训。具体可视化实现路径可以将 CTCAE 判读的错误率作为指标，按中心进行显示。关于图形的展示，一般以柱状图为主，这里就不单独列图说明。

4.3.3.2　实验室检查数据的异常值发现和数据下钻的实现

实验室检查数据异常的监测是医学监查过程中非常重要的一部分。在监测时，需要注意不同检查指标的正常参考范围、监测频率、数据分析、医学判断和数据安全等方面。将实验室监测数据以图表、报表等可视化的形式呈现，有助于医学监查员分析、理解、及时发现并解决问题。实验室监查结果的异常值可以通过如图 4-7 所示的患者资料（Patient Profile）来呈现。其中，超出正常值范围的实验室检查指标，无论是高于还是低于异常值，都会用不同的颜色标记出来，以便快速识别异常指标并进行进一步处理。同时，还可以按访视时间呈现整个患者访视周期内的各项实验室检查指标的变化趋势。在该趋势图中，可以设定每个指标的参考值范围（如图 4-7 所示的黄色高亮区域），不在参考值范围内的指标异常的访视时间点（非黄色高亮区域）也很容易被区分出来。同时，有异常值的实验室检查指标也会被以红色框标出。另外，还可以从该患者的资料入手，进一步下钻到该患者的电子病例报告表（eCRF），检查完整的患者数据。如需发布质疑，也可在跳转到的电子数据采集系统（EDC）中发布。同时，患者资料的可视化页面中，还可追踪到所有 EDC 中发布的质疑，以便医学监查员追踪与实验室数据异常值相关的质疑状态和处理情况。

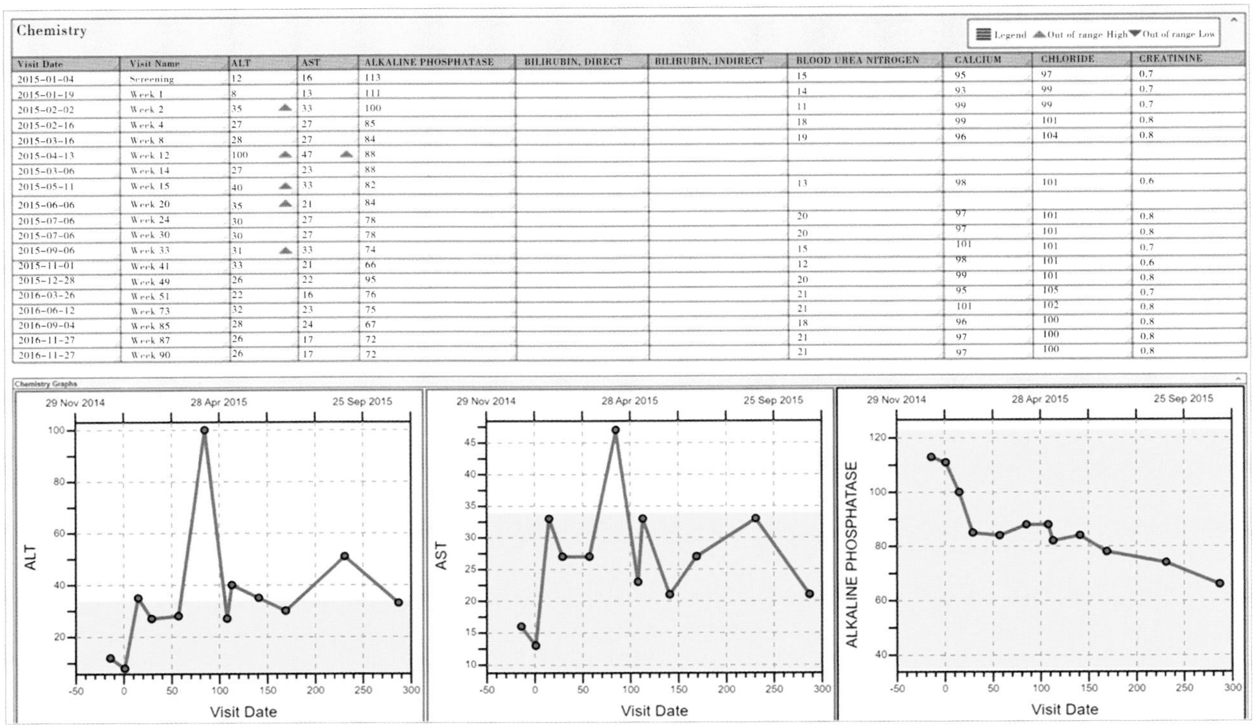

Chemistry

▲ Out of range High ▼ Out of range Low

Visit Date	Visit Name	ALT	AST	ALKALINE PHOSPHATASE	BILIRUBIN, DIRECT	BILIRUBIN, INDIRECT	BLOOD UREA NITROGEN	CALCIUM	CHLORIDE	CREATININE
2015-01-04	Screening	12	16	113			15	95	97	0.7
2015-01-19	Week 1	8	13	111			14	93	99	0.7
2015-02-02	Week 2	35 ▲	33	100			11	99	99	0.7
2015-02-16	Week 4	27	27	85			18	99	101	0.8
2015-03-16	Week 8	28	27	84			19	96	104	0.8
2015-04-13	Week 12	100 ▲	47 ▲	88						
2015-03-06	Week 14	27	23	88						
2015-05-11	Week 15	40 ▲	33	82			13	98	101	0.6
2015-06-06	Week 20	35 ▲	21	84						
2015-07-06	Week 24	30	27	78			20	97	101	0.8
2015-07-06	Week 30	30	27	78			20	97	101	0.8
2015-09-06	Week 33	31 ▲	33	74			15	101	101	0.7
2015-11-01	Week 41	33	21	66			12	98	101	0.6
2015-12-28	Week 49	26	22	95			20	99	101	0.8
2016-03-26	Week 51	22	16	76			21	95	105	0.7
2016-06-12	Week 73	32	23	75			21	101	102	0.8
2016-09-04	Week 85	28	24	67			18	96	100	0.8
2016-11-27	Week 87	26	17	72			21	97	100	0.8
2016-11-27	Week 90	26	17	72			21	97	100	0.8

注：Chemistry：血生化；Visit Date：距离首次给药的天数；Visit Name：访视名称；ALT：谷丙转氨酶 / 丙氨酸氨基转移酶；AST：谷草转氨酶 / 天冬氨酸氨基转移酶；Alkaline Phosphatase：碱性磷酸酶；Bilirubin Direct：直接胆红素；Bilirubin Indirect：间接胆红素；Blood Urea Nitrogen：血液尿素氮；Calcium：钙；Chloride：氯化物；Creatinine：肌酸酐；Legend ：图例；Out of Range High：超出正常范围值上限；Out of Range Low：超出正常范围值下限。

图 4–7 实验室数据异常监查（引自 Medidata.inc PDS 系统）

4.3.4 禁用药物数据核查

在临床试验项目执行过程中，需要及时审核合并用药的编码列表，以便发现是否存在方案禁止的药物使用。评估禁用药物的使用是否为潜在的重大方案偏离，从而进一步判断是否会影响统计分析计划中的疗效分析集的划定。

对于禁用药物的发现，可基于《世界卫生组织药物词典》（WHODrug）提供的 SDG（标准药物分组）编码信息进行自动化报告处理（图 4–8a），SDG 的主要目的是为药物分组提供标准化和公正的搜索策略。在各种类型的安全性分析中，或者在临床试验中的排除标准规范中，都可以使用 SDG。在禁用药物的监查中，通过 SDG 编码处理的结果，映射相对覆盖面更广，可优于常规 WHODrug 提供的单一 ATC（药物的解剖学、治疗学及化学分类法）选择，是医学监查员的“新宠”。

　　医学监查员可通过可视化设计，分析禁用药物的使用情况，按中心分布查看禁用药物使用的情况，并定位出存在有风险的中心（图 4-8b）。

药物编码	药物名称	分组名称1	分组名称2	分组名称3	成分数量	范围	ATC编码	首次版本	版本变更
0033002001	盐酸异丙嗪	止吐药和抗恶心药			1	狭义	A04AD, D04A, D04AA, N05C, R06AD	March 1 2017	March 1 2017
0033002001	盐酸异丙嗪	抗组胺药	H1受体拮抗剂类抗组胺药		1	狭义	A04AD, D04A, D04AA, N05C, R06AD	March 1 2016	March 1 2016
0033002001	盐酸异丙嗪	用于精神失常的药物	催眠药和镇静药		1	狭义	A04AD, D04A, D04AA, N05C, R06AD	March 1 2021	March 1 2021
0033002001	盐酸异丙嗪	与CYP2D6相互作用的药物	CYP2D6底物		1	狭义	A04AD, D04A, D04AA, N05C, R06AD	March 1 2011	March 1 2015
0033002001	盐酸异丙嗪	免疫调节剂	免疫抑制剂	用作免疫抑制剂的抗组胺药和抗过敏药	1	狭义	A04AD, D04A, D04AA, N05C, R06AD	March 1 2015	March 1 2015

a SDG 自动化报告

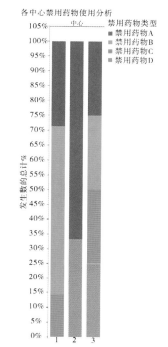

b 禁用药物使用分析

图 4-8　禁用药物判断及数据分析（引自开心生活科技可视化平台）

（数据来源：开心生活科技开发程序后的 SDG 结果输出，数据来源于 WHODrug Standardised Drug Groupings_sep_ 1_2022）

4.3.5　合并治疗的核查

　　将不良事件与相对应的伴随药物进行关联，以便了解特定不良事件是否及时给予相应治疗，同时可增加细节，比如不良事件的分级变化，来对应查看不同状态下不良事件对应的治疗措施。

　　以图 4-9 为例，在此患者档案中，患者的计划访视、不良事件、既往病史和合并用药可按起止时间整合于同一个时间轴上，使得读者对各事件的时间先后关系一目了然。以往，这一过程往往需要等待数据管理人员处理后，医学监查员才能获得一张布满全部患者的 Excel 表单，并在纷繁的表单中用肉眼通过核对每个不良事件和合并用药的起止时间来识别它们的对应关系，以了解特定的不良事件的用药处理。现在，通过实时可视化的图表，无须等待数据管理人员的处理，医学监查员可以随时核对不良事件的治疗措施。

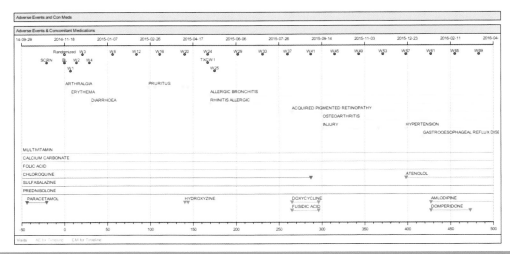

图 4-9 访视时间轴中不良事件与合并用药对应关系核查（引自 Medidata.inc PDS 系统）

4.4 关键临床终点的可视化监查

单纯的统计表格往往难以直观地展现每个受试者在试验过程中的具体情况。通过可视化的设计，则可以弥补这一不足，一方面可以突出受试者的状态和信息，帮助医学监查员完成项目过程中的疗效结果监测，同时也可以体现出受试者在试验过程中不同访视时间状态的变化过程。

在肿瘤项目中，常见的图形为泳道图、瀑布图（图 4-10）、蜘蛛图等。

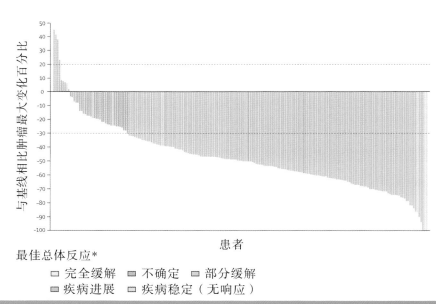

图 4-10 利用瀑布图反映病灶直径最大变化程度（Wu et al.，2017）

在糖尿病项目中，将糖化血红蛋白的检测结果数据按数值升高的风险状态进行再次分类，不同的风险状态设置不同颜色，并按不同访视的检测时间点进行可视化呈现，每一个受试者的数据为一层，所以这种图被称为千层图（图 4-11）。当医学监查过程中发现异常的趋势情况，可以下钻到具体数值进行查看。

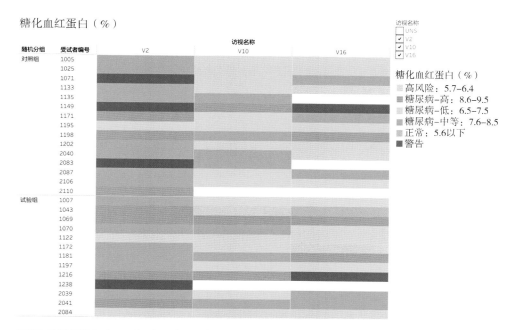

a 利用千层图展示 28 个受试者的糖化血红蛋白结果（引自开心生活科技可视化平台）

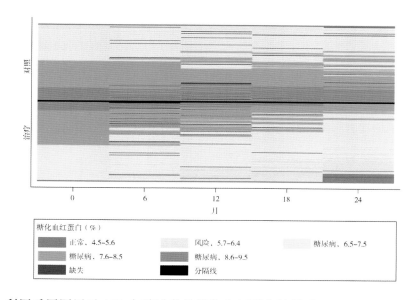

b 利用千层图展示 150 个受试者的糖化血红蛋白结果（Duke et al., 2015）

图 4-11　利用千层图展示受试者数据

　　另外，对于有序分类变量的结果展示，还可以采用堆积图来设计，常见的有堆积柱状图和堆积面积图。不同的颜色代表不同的选项或者评分，可直观地反映出不同访视时间点评价结果的动态变化（图4-12）。

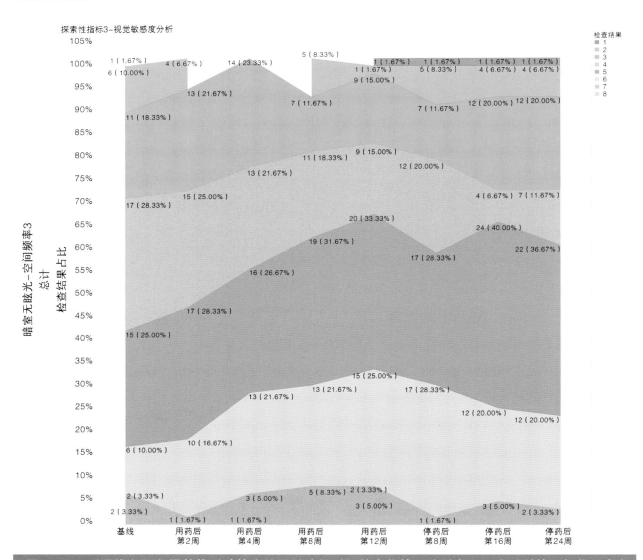

图4-12　利用堆积面积图整体反映检查结果随访视时间的变化情况（引自开心生活科技可视化平台）

4.5　方案偏离审核的可视化

　　方案偏离审核是医学监查工作的重要组成部分。方案偏离是指在临床试验实施过程中任何有意或无意地偏离或违反伦理委员会已经批准的试验方案和《药物临床试验质量管理规范》

（Good Clinical Practice，GCP）的行为。所有的方案偏离都需要完成研究中心的伦理递交工作。方案偏离的内容主要包括方案偏离的描述、分类、严重程度（严重 / 轻度）、发生的地点（研究中心）等。根据严重程度的不同，方案偏离分为严重方案偏离（Major Protocol Deviation）与轻度方案偏离（Minor Protocol Deviation）。根据方案偏离涉及的具体内容，方案偏离可分为知情同意书、入选和排除标准、退出试验标准、试验产品的管理 / 治疗、禁用药物、不良事件 / 严重不良事件、访视计划 / 时间窗、操作 / 检查等类别。

通过数据可视化，医学监查员可以更加直观地了解试验方案偏离的数量与分布。可视化图形以柱状图为主，以研究中心分组，柱高代表方案偏离的数量。常见的方案偏离可视化应用包括方案偏离数量与受试者数量统计（图 4-13）、方案偏离的严重程度分布（图 4-14）、方案偏离的分类分布（图 4-15）。

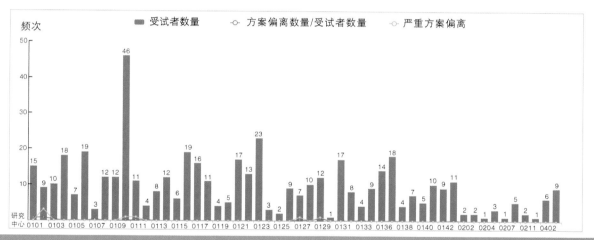

图 4-13　方案偏离数量与受试者数量统计

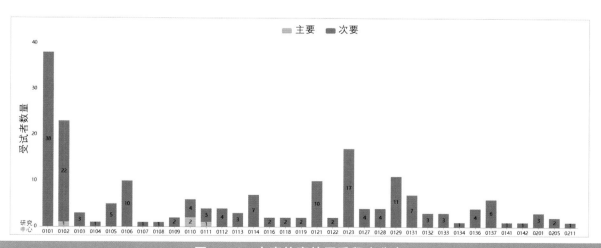

图 4-14　方案偏离的严重程度分布

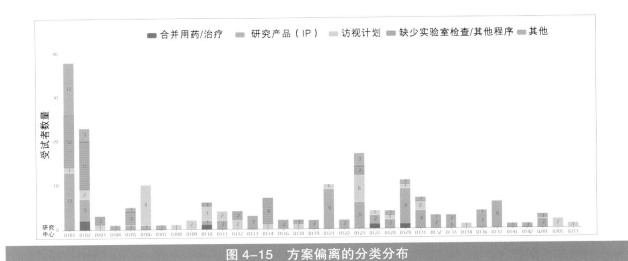

图4-15　方案偏离的分类分布

参考文献

[1] DUKE S P, BANCKEN F, CROWE B, et al. Seeing is believing: good graphic design principles for medical research[J]. Statistics in Medicine, 2015, 34(22):3040–3059.

[2] WU Y L, CHENG Y, ZHOU X, et al. Dacomitinib versus gefitinib as first–line treatment for patients with EGFR–mutation–positive non–small–cell lung cancer (ARCHER 1050): a randomised, open–label, phase 3 trial[J]. Lancet Oncology, 2017, 18(11): 1454–1466.

推荐人寄语

　　临床试验的目的一方面是为了评价药物（或其他治疗手段）的治疗效果（收益）；另一方面也需要评价药物的不良反应（风险）。可视化在医学数据审核的应用可缩小临床研究中的可信度鸿沟并提高数据交流的透明度。相比于传统单一因素的表格统计模式，可视化数据报告可以多维度分析临床结果。

映恩生物科技（上海）有限公司首席医学官　顾薇

第 **5** 章

统计分析可视化

5.1 统计分析可视化适用的场景

ICH E6（R3）[1] 已阐明统计学在临床试验设计和分析中不可或缺的作用。ICH E9[2] 再次强调了统计学在临床研发各个阶段中的作用。在临床试验中，统计分析是一个"工具箱"，为了达到研究目的，使用这些工具：①协助医学专家完成合理的试验设计；②指导项目组合理收集数据；③描述药物有效性、安全性及其他数据，并协助医学专家处理试验过程中的"例外情况"；④进行不同药物（或相同药物不同剂量）之间的比较，支持医学判断。

统计分析就是把临床研发各个阶段产生的信息和数据，具象化为提供趋势性体验的图形或表格。在这些图形或表格中，用数字或代表数字相关关系的线条向研究者展示趋势，方便研究者快捷地在设计、检查、执行、监管、汇总中获得信息。如图 5-1 所示，在标注为"样本"的数据中，经过适当可视化处理后（如"样本按取值排序"，很容易获取这组数据的"中位数""众数"等），可以使观察者快速直观地获取数据的核心特征，并对数据的认识尽可能接近"真实"情况。

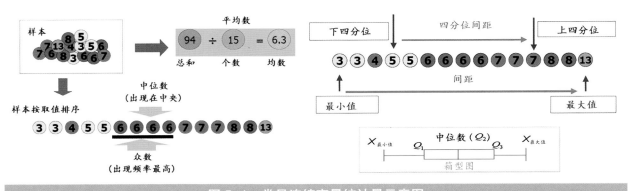

图 5-1 常见连续变量统计量示意图

在这个基础上，把整个研发周期中的相关数据和信息进行持续不断的可视化，最后形成了一个闭环（图 5-2）。

---

① ICH E6（R3）：人用药品技术要求国际协调理事会（ICH）《E6（R3）：药物临床试验质量管理规范（GCP）》。

② ICH E9：人用药品技术要求国际协调理事会（ICH）《E9：临床试验的统计学原则》。

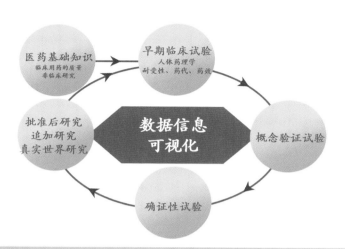

图 5-2　临床试验信息流转过程示意图

统计分析在临床试验中的可视化应用场景可分为以下几个部分：

①支持试验设计的信息处理，如数据分布的判断和参数的拟合；

②试验设计的要素选择，如分层因素及样本量等；

③试验过程中的数据评估和数据追踪；

④临床试验数据的统计分析：常规和 / 或特殊的图表。

数据之间的联系是广泛的，任何可视化呈现都应该有一定的医学和临床基础。因此，进行统计分析可视化需要遵循以下 3 个原则。

①临床意义：统计分析可视化从临床提出的问题出发，有针对性地将相关的临床数据间联系可视化，从而解释临床现象，解决临床问题。

②从样本到总体：基于单一样本的可视化的输出（Outputs）只是适用于该单一样本，而我们对于现象的解释和问题的回答是需要总体视野的。所以，过于局限于样本数据进行可视化操作，容易诱导研究者做出有偏倚的判断。

③兼顾集中趋势和离散点：统计分析可视化不能只提供数据的集中趋势，还要考虑偏离集中趋势的数据点。

5.2　临床试验设计的信息处理

统计分析可视化可以支持临床试验设计的信息处理。

5.2.1 分布的判断及研究参数的拟合

统计分析的一个"基石"就是对数据分布进行判断。在医学科学中，常见的分布包括正态分布、二项分布、指数分布、泊松分布等。正态分布（比如一些连续变量型的生理指标）呈钟形，两头低、中间高。如果能够获得均数（μ）和标准差（δ），我们就可以构造正态分布的图形（图 5-3）。

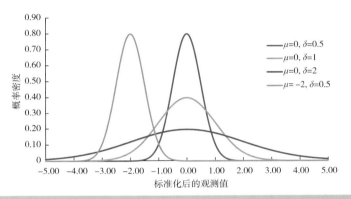

图 5-3 正态分布示意图

将基于均数和标准差制作的理论图形与用样本数据制作的直方图（图 5-4a）重叠在一起，如果这两个图非常契合，就有很大把握说明用于可视化的样本是从一个正态分布的总体中获得的。此外，还可以用 P-P 图[①]（图 5-4b）、Q-Q 图[②]（图 5-4c）、箱型图来对比理论上应该的样子和实际上呈现的样子的差异有多大。在 P-P 图中，如果散点与理论中线完全重叠，就可以认为数据呈现正态分布。

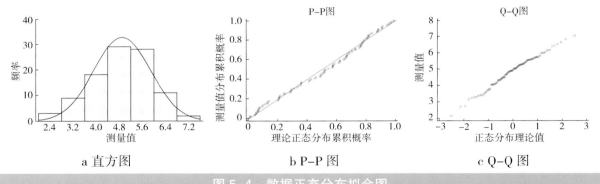

a 直方图　　　　　　　b P-P 图　　　　　　　c Q-Q 图

图 5-4 数据正态分布拟合图

---

① 概率 – 概率图（Probability Probability Plot，即 P-P 图）。

② 分位 – 分位图（Quantile Quantile Plot，即 Q-Q 图）。

对于连续变量，不合乎正态分布的是一些偏态分布，偏态的态势也可以用直方图呈现，然后依据图形的轮廓（Profile）来推测分布的可能性（图 5-5）。一些医学科学中的指标，比如病毒、细菌、寄生虫计数等，如果直接做直方图或箱型图，明显是偏态分布，但是当取了对数（常以 10 或 e 为底）后，对数值呈现为正态分布。这种情况为对数正态分布（图 5-6）。

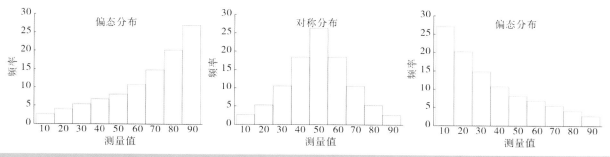

图 5-5　对称分布示意图及偏态分布示意图

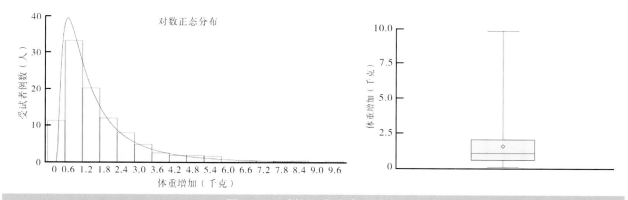

图 5-6　对数正态分布示意图

不仅仅有这两种分布，还有其他的分布：①二项分布，比如有效（对应无效）、进展（对应无进展）、死亡（对应生存）等，即两分状态；②伯努利分布（二项分布是其一个种类）；③泊松分布，就是在单位时间（或其他观测单位）内，事件出现的次数呈现，比如血友病患者在某一时间段内的出血事件、受试者出现药物滥用的天数等；④指数分布，即事件发生可能性随时间变化的趋势（疾病进展发生时间等）；⑤韦伯分布（指数分布是其一个种类）。图 5-7 是不同参数组合下 Weibull 分布的累积概率示意图。

因为获得的样本数据通常只是观察的结果，所以必须通过图形化的方式对比一些标准的分布图形进行估计，然后不断拟合出最可能的总体分布参数。比如下面这个例子：某新冠药物用药后 28 天内达到症状消失的受试者比例，以 28 天为 1 个观察单位，灰线是不同时间点实际观测的事件累积发生率，红线、蓝线、绿线是不同韦伯分布参数（0，0.7，1；0，0.7，1.25；0，

0.7，1.5）拟合的累积分布曲线。三个参数组合中，以蓝线最接近于实际观测的曲线（图5-8），提示事件发生的情况可能为蓝线的模型参数。

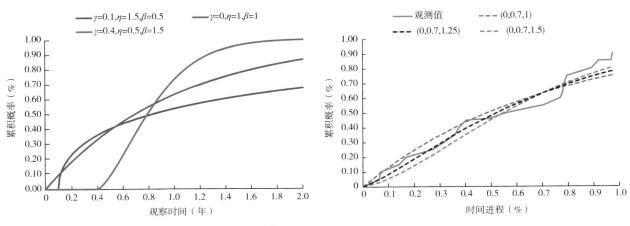

注：γ 为位移参数；η 为比例参数；β 为形状参数。

图 5-7　不同参数组合下韦伯分布的累积概率示意图　　图 5-8　某新冠药物临床试验数据拟合图

通过对于样本数据的可视化处理，对数据趋势进行拟合，完成对"总体"的猜想，协助临床试验的设计者掌握试验疾病和试验药物的特征（即拟合出研究参数）。

5.2.2 "优势"的判断

一般从研发角度，可以按照图5-9的策略，协助研发人员发现最具有研发优势的适应证及优势人群。

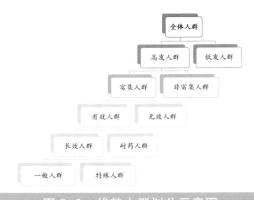

图 5-9　优势人群划分示意图

在早期临床试验中，如果基于一些历史数据或早期临床试验数据选择优势适应证、优势剂量、优势目标人群，因为样本量有限，会出现较大的偏差。所以此时应该注意同时呈现这些数据的离散情况。如图 5-10 呈现的例子，同一个品种，用于两个瘤种的治疗，以缓解率为疗效判断的终点。这两张图呈现了随着试验受试者数的增加，缓解率及其 95% 置信区间的变化，虽然开始时缓解率差别较大，但随着样本量的积累，总体缓解率逐渐趋于相似。

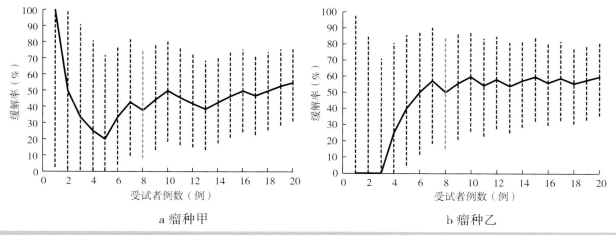

a 瘤种甲　　　　　　　　　　　　b 瘤种乙

图 5-10　缓解率及 95% 置信区间示意图

优势受试者的选择可以通过森林图等可视化工具实现。比如下文 5.2.4 节 "荟萃分析" 的例子。

5.2.3　早期临床试验阶段的研究路径

对于治疗肿瘤或其他一些恶性疾病的药物，往往需要在治病效果和致病风险之间有所权衡，统计分析可视化可以协助研究人员较好地进行这个权衡。

例如，贝叶斯最优区间（Bayesian Optimal Interval，BOIN）设计，通过预估毒性概率、毒性容忍阈等参数，制定可视化的决策表（图 5-11）。

	1	2	3	4	5	6	7	8	9	10	11	12
接受治疗的可评价受试者	1	2	3	4	5	6	7	8	9	10	11	12
如果DLT个数 ≤ ，则递增	0	0	0	0	0	1	1	1	1	1	2	2
如果DLT个数 ≥ ，则递减	1	1	2	2	2	2	3	3	3	3	4	4
如果DLT个数 ≥ ，则终止	NA	NA	3	3	3	4	4	4	5	5	6	6

图 5-11　某试验基于 R 语言生成的剂量递增决策表

再如，改良型的连续重评估方法（Continual Reassessment Method，CRM）设计，预先拟定一系列曲线如图 5-12（通常为逻辑回归，单因素或双因素；也可以为双曲线）。基于已经完成的受试者数据绘制出剂量－毒性曲线，下一例受试者出现剂量限制性毒性，则调整曲线将向上方曲线接近，下一例受试者未出现剂量限制性毒性，则调整曲线向下方曲线接近。

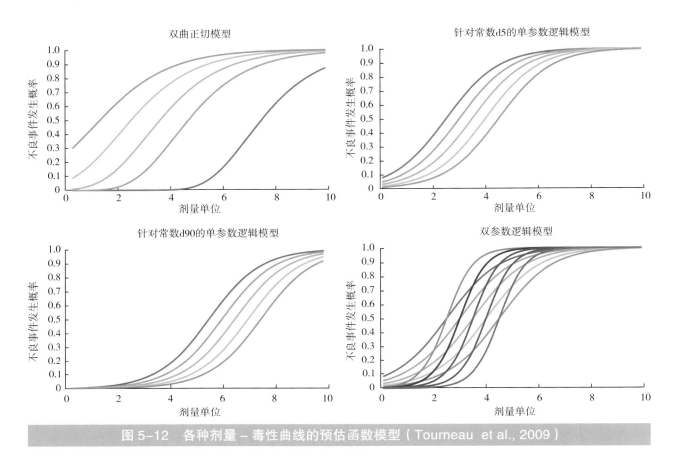

图 5-12　各种剂量－毒性曲线的预估函数模型（Tourneau et al., 2009）

早期临床试验项目中，另一个剂量选择的可视化就是针对药代动力学和药效学数据进行的。详细的内容可以参考第 7 章"临床药理 / 定量药理可视化"部分。

5.2.4　荟萃分析

可视化工具可以协助进行荟萃分析（Meta Analysis）。众多的文献就像森林中众多的树木一样，相关的数据可以呈现为森林图（图 5-13）。数据呈现者不但要呈现集中趋势，还要呈现离散情况。比如荟萃分析前，制作漏斗图（图 5-14）和 Egger 直线回归图（图 5-15）直观展示拟纳入文献的离散情况（比如发表偏倚）。

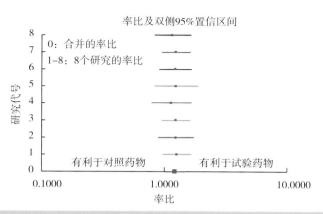

图 5-13　森林图（林丛笑 等，2008）

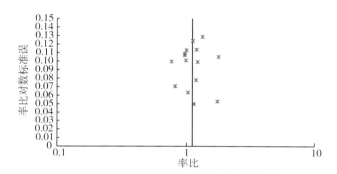

图 5-14　漏斗图（林丛笑 等，2008）

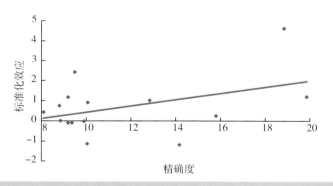

图 5-15　Egger 直线回归图（徐同成 等，2009）

5.2.5　决策树

决策树（图 5-16）是基于综合评估用于支持临床试验设计决策的工具。决策树制作过程通常分为以下 7 个步骤：①明确决策问题，确定备选方案；②用树形图展示各事件的决策分支；③标明各种事件可能出现的概率；④对最终结局赋值；⑤计算每一种备选方案的期望值；⑥对结论进行敏感性分析；⑦绘制决策树图。

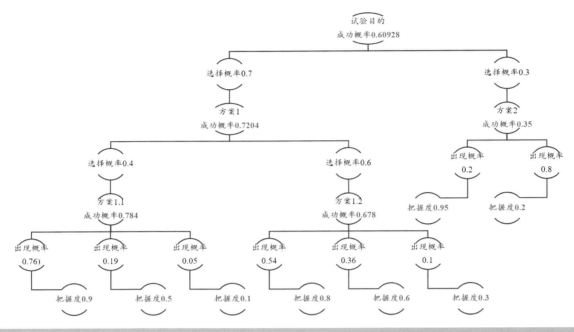

图 5-16 决策树图（王家良，2014）

在抗肿瘤确证性试验的设计中，Alpha 的分割策略也呈现为可视化的决策树（图 5-17）。

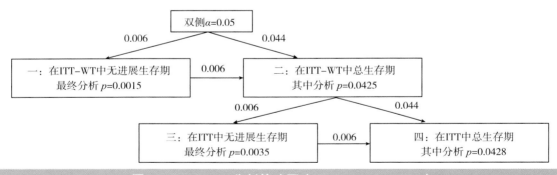

图 5-17 Alpha 分割策略图（West et al., 2019）

5.3 试验设计的要素选择

5.3.1 研究终点及分层因素

比如基于前期已经获得的数据，绘制药效与时间的折线图（注意体现集中趋势，同时还需要体现离散趋势）。有一些慢性疾病，比如 2 型糖尿病（Diabetes Mellitus Type 2，T2DM），在持续治疗一定时期后，疗效（糖化血红蛋白下降值）会进入一个平台期，那么在针对这个适应证的早期试验中，可以用平台期开始的时间点的糖化血红蛋白下降值作为主要的研究终点。

再如对于长期降低心血管事件风险，有多个实验室检验指标都可以进行预测，但哪一个指标最合适，可以通过相关和回归模型制图，发现若干相关系数大而且回归系数也相对较大的指标作为预测指标（因为考虑到实验室检查有方法学上的精度问题）。

在确定主要研究终点时，为在基线入组时控制一些混杂因素带来的偏倚，需要将某些基线因素作为随机分层因素，但随机分层因素又不宜过多，所以遴选真正必要的因素就很重要，就需要借助类似图 5-18 这样的图形。在图 5-18 中，如果散点呈现比较明显的趋势性，则可以推测两个因素至少在数值上存在相关性。

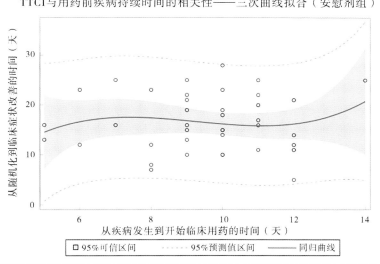

图 5-18　三次拟合函数拟合图

5.3.2　伴发事件及处理策略

处理策略首先应该是从临床意义及患者临床最大实际获益角度来确定（如 5.1 节"统计分析可视化适用的场景"所述）。在满足这一条件的前提下，我们还需要分析可行性。有一些临床试验在经过这样的基于临床意义的处理策略可行性分析后，会发现并不具有实操的条件。在这些可行性分析中，也可以借助于可视化工具。在图 5-19 所示的例子中，项目组设计了一个以某慢性疾病为适应证的安慰剂对照的盲态临床试验，如果在用药后的第 2 次访视时，主要终点对应的指标观测较基线出现恶化时，需要开始使用拯救用药。将使用拯救用药作为伴发事件，分别采用假想策略和疗法策略。在试验药物不同的疗效系数"差值均值 / 差值标准差"下（0.25、

0.30、0.35、0.40，系数越大，疗效越好），使用 I / II 期多个试验的数据模拟两个处理策略下的疗效（测量值较基线下降）的组间差异。安慰剂效应对应疗效系数为 0.1，拯救用药疗效系数为 0.3。这些可视化图表（图 5-19），可为试验的设计提供一些使得临床价值和试验可操作性达到最佳组合的依据。类似上述的模拟中，还可以提供对于该慢性疾病，在使用多久的试验药物后，疗效可以进入"平台期"的信息，为选择评价该终点的时间点提供参考。

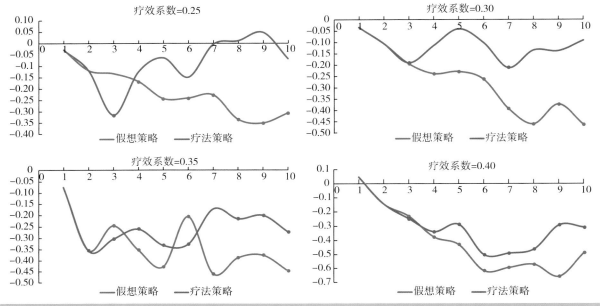

图 5-19　基于不同伴发事件处理策略呈现结果的折线图

再比如，在某个抑制疾病进展药物的临床试验中，将严重不良事件作为伴发事件，采用复合策略定义临床试验的终点。项目组从既往文献中获得了疾病进展和严重不良事件发生风险的信息，继而采用可视化图形工具，呈现了复合策略下，复合终点事件的发生风险情况（图 5-20）。

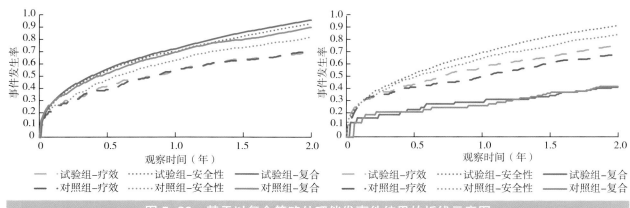

图 5-20　基于以复合策略处理伴发事件结果的折线示意图

5.3.3　样本量计算的可视化决策

在临床试验的设计过程中，对于计算样本量的各个变量（疗效水平、显著性标准、优效 / 非劣效 / 等效标准、把握度、组间比例）都是基于预估，是不断权衡的过程。所以以图示的方式，有助于研究设计者比较直观地综合考虑采纳合理的样本量估计。

图 5-21 中，左图是在检出糖化血红蛋白下降组间差异为 -0.5%，单侧显著性标准为 0.025，样本量组间比例为 2 ：1 的情况下，不同的标准差和不同目标把握度要求下，所需要的样本量。右图是两组 OS 的 HR=0.5445，单侧显著性标准为 0.025 时，为达到 80% 的把握度，不同组间样本量比例情况下，需要的受试者数和预期观察到的死亡事件数。

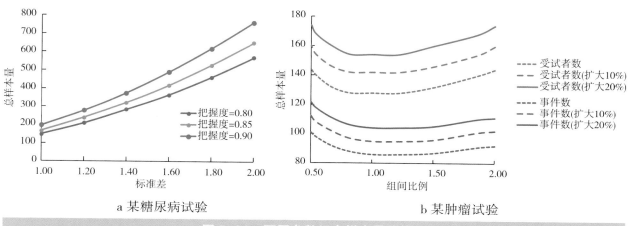

a 某糖尿病试验　　　　　　　　　　b 某肿瘤试验

图 5-21　不同参数组合样本量趋势图

5.4　试验过程中的数据评估和数据追踪

5.4.1　支持临床运营和医学监查

统计分析可视化工具支持临床试验的去中心化监查 / 基于风险质量管理的具体内容见第 2 章 "RBQM 数据可视化" 部分。统计分析可视化工具支持医学监查的具体内容见第 4 章 "医学监查可视化" 部分。

但有一些数据质量的问题，介于临床运营的试验执行质量和狭义的统计分析 [支持临床研究报告（Clinical Study Report，CSR）] 之间。统计分析人员也可以通过可视化工具进行呈现，并用于分析数据质量，进而考虑采取适当的处理措施。比如在某个试验中，需要对于某个数据点进行重复测量取其均值，针对每个受试者每次访视这个数据点的重复测量，也会有其离散性

（可以用这些重复测量值的标准差来表示）。对于每个中心，计算这些标准差的均数和标准差，制作散点图如图 5-22 所示。可见 101、117 中心离散程度较小；111、113 中心次之；105、112 中心离散程度较大；其他中心离散程度介于"较大"和"较小"之间。这些信息传递给临床监查人员，有助于其有针对性地对于该中心执行血压测量的流程和情况进行检查，从而消除可能的方案偏离。

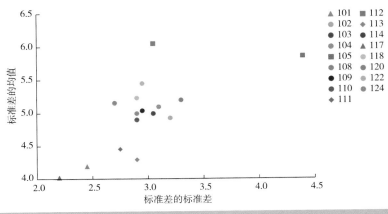

图 5-22　不同中心间重复测量结果变异度散点图

5.4.2　支持（盲态）数据审核会

为支持数据审核会，除了一般的文档之外，还可以对于每个受试者的数据进行个例化的可视化处理。比如在一个重度感染的治疗药物临床试验中，对于每一例受试者制作个体数据示意图（图 5-23）。绿色实心圆表示当日症状减轻，红色实心圆表示当日症状消失，蓝色实心圆表示当时症状持续，蓝色空心圆加号表示当日症状加重，黑色实心圆表示死亡。

把每个受试者各访视测量结果制作为如图 5-23b 所示的折线图。可以发现一些数据走势"不合乎常规"的受试者，在数据审核会上进行审核。实际上，对于一些以安慰剂为对照的临床试验，试验药物疗效足够好，而且没有"拯救药物"的设计，即使在盲态下，用折线图也可以知晓试验药物对比安慰剂有差异。值得注意的是，直接基于血药浓度进行折线图的呈现，很可能推测出每条曲线代表的治疗组别，从而带来破盲风险。因此对于某些试验中的药代动力学数据，需要在试验设计时事先进行数据分析和呈现方式的规定，从而避免在整个试验锁库揭盲前破盲。

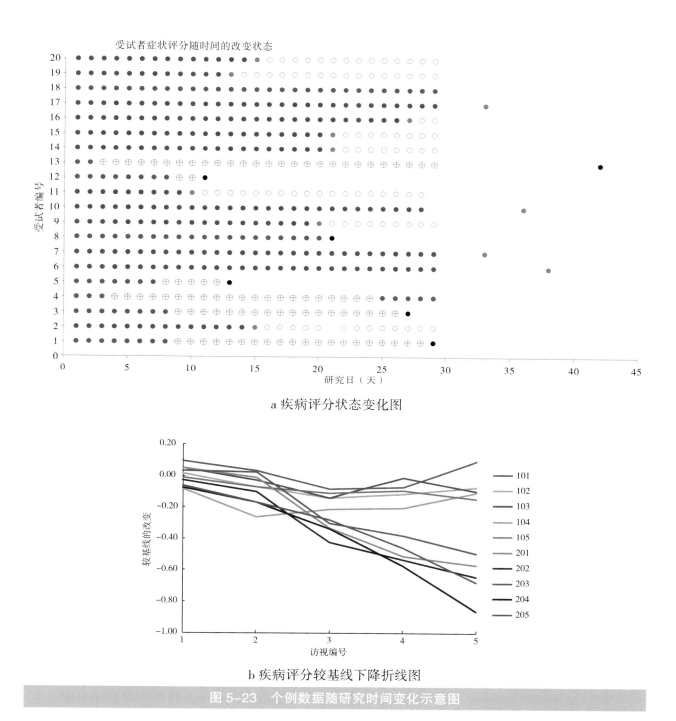

a 疾病评分状态变化图

b 疾病评分较基线下降折线图

图 5-23　个例数据随研究时间变化示意图

　　肿瘤试验中，还有一种瀑布图（图 5-24），对于每个受试者肿瘤测量相对于基线的最优变化进行呈现。对于一些需要特别关注的实验室指标，可以用图 5-25 呈现不同基线测量值在使用试验药物后的最大值和最小值，从而评价其对实验室指标测量值的影响，进而推断安全性。

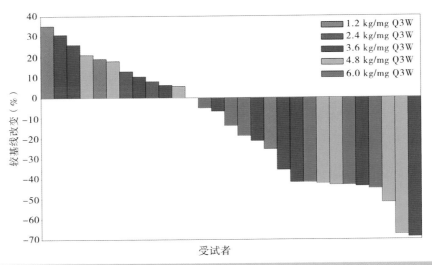

图 5-24 肿瘤直径最大变化程度瀑布图

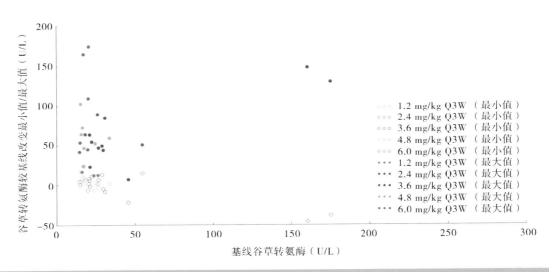

图 5-25 实验室检验结果变化程度散点图

5.5 支持 SRC、DMC、CSR 的试验数据统计分析图表

在临床试验的日常工作中,统计分析团队会制作表格、图形和数据列表用于支持安全审核委员会(SRC)和数据监查委员会(DMC)的工作,或用来支持临床研究报告(CSR)的撰写。这些工作本质上就是数据可视化的过程,可以理解为狭义上的统计分析可视化。鉴于篇幅有

限，相关要求可以参考 ICH E3[①]、相关治疗领域疾病临床试验指导原则（CDE 官方网站发布）。这些文件指导了临床试验项目组如何用数据解释和解答临床问题。

比如《成人 2 型糖尿病药物临床研发技术指导原则》中要求：在临床研究报告中增加采用图形展示的疗效随时间变化的趋势。《药物临床依赖性研究技术指导原则（试行）》中要求：首先应对各个主观效应量、各个处理、各处理间两两比较的差异进行描述性统计，提供均值、标准误，以及其他汇总统计量，如最小值、第一个四分位数（Q1）、中位数、第三个四分位数（Q3）、最大值等。可采用表和图呈现这些数据。

参考文献

[1] 林丛笑，苏银法，杜乐燕 . Excel 软件在药效评价 Meta 分析中的应用 [J]. 实用药物与临床，2008(3): 177–178.

[2] 王家良 . 临床流行病学 – 临床科研设计、测量与评价 [M]. 上海：上海科学技术出版社，2014.

[3] 徐同成，李霞，王文亮，等 . 分类变量 Meta 分析中偏倚的检测：Egger 法和 Begg 法 [J]. 循证医学，2009, 9(3): 181–184.

[4] LE TOURNEAU C, LEE J J, SIU L L. Dose escalation methods in phase I cancer clinical trials[J]. J Natl Cancer Inst, 2009,101(10): 708–720.

[5] WEST H, MCCLEOD M, HUSSEIN M, et al. Atezolizumab in combination with carboplatin plus nab-paclitaxel chemotherapy compared with chemotherapy alone as first-line treatment for metastatic non-squamous non-small-cell lung cancer (IMpower130): a multicentre, randomised, open-label, phase 3 trial[J]. Lancet Oncology, 2019, 20(7): 924–937.

推荐人寄语

在临床试验中，统计学全程参与试验设计、数据分析直至试验结果的解读，这使得统计分析工作成为临床试验可视化的重要应用场景之一：一方面，将纷繁复杂的临床个体数据汇总成图表的过程，即为可视化的过程；另一方面，借助多种可视化方法，把临床数据间的逻辑关系和统计推理具象化为图形。基于统计分析的可视化工

---

① ICH E3：人用药品技术要求国际协调理事会（ICH）《E3：临床研究报告的结构和内容》。

作，使临床试验各参与方能在直观形象的基础上，共同参与试验的设计、运营、评估、结果解读和总结。本章结合临床试验各个主要工作场景，帮助读者直观了解可视化在临床试验实际工作场景中的应用，也有助于临床试验实际参与者学会借助可视化工具，将各个工作场景融会贯通，促进临床试验顺利开展。

杭州泰格医药科技股份有限公司首席统计专家　魏朝晖博士

第**6**章

注册申报可视化管理

　　药品注册（以下简称"注册"）是药品研发过程中的收尾环节。在这个阶段，药监部门依照法定程序，对拟上市销售的药品的安全性、有效性、质量可控性等进行系统评价，并决定是否同意其申请。因此注册申报是药品生命周期中承上启下的重要阶段，不仅仅是对药品研发的一个总结，也是获取药品销售许可证，开展药品销售的起点。药品注册阶段的顺利与否对药企的盈利能力有着重要的影响。在注册环节中也有很多项目管理、多方沟通交流等场景，可以借助可视化这一技术辅助相关工作，以便于制定相关注册策略。

6.1　可视化在注册项目多项目管理中的应用

　　注册项目管理也是一种项目管理。在有些情况下，注册人员需要在同一时间管理多个注册项目。如何更好地同时管理多个注册项目，查看各个项目状态，以及让它们按照既定的计划顺利进行，是注册人员的"痛点"之一。将注册申报项目信息可视化可以便于相关注册人员、注册团队负责人及企业管理层迅速了解公司所有注册项目的进展，了解近期工作重点，发掘其中的风险，并且尽快做出相应决策。图 6-1 至图 6-3 为可视化在注册项目中多项目管理应用中的一个示例。

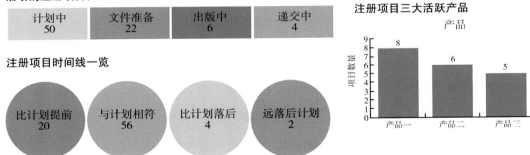

注册项目总览

活动的注册项目：82

计划中 50	文件准备 22	出版中 6	递交中 4

注册项目三大活跃产品

注册项目时间线一览

比计划提前 20	与计划相符 56	比计划落后 4	远落后计划 2

药品注册项目高风险一览

项目编号	产品	递交项目负责人	存在风险项目
AU13742	产品二	李光弼	临床实验报告无法按时完成
CN12404	产品五	李斯特	临床实验报告无法按时完成
CN87023	产品三	李舜臣	CMC文件准备延迟
OM12324	产品四	李篆	CMC文件准备延迟
US12318	产品四	李篆	CMC文件准备延迟
US12406	产品五	李斯特	外包商报告延迟

递交项目状态
■ 比计划落后
■ 远落后计划

图 6-1　注册项目总览可视化界面图

李光弼注册项目一览

注册项目一览

项目编号	产品	注册区域	递交计划时间	递交项目状态	文件准备进度
AU13742	产品二	澳大利亚	2022/11/11	远落后计划	60%
EU13753	产品二	欧盟	2022/12/11	与计划相符	70%
KR13757	产品二	韩国	2022/12/14	与计划相符	58%
NZ13762	产品二	新西兰	2022/12/18	与计划相符	56%
TH13766	产品二	泰国	2023/1/20	与计划相符	55%
AU13771	产品二	澳大利亚	2023/1/31	与计划相符	70%

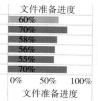

递交项目状态
与计划相符
远落后计划

0%　50%　100%
文件准备进度

注册申请数量

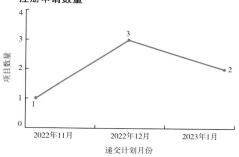

注册项目区域分布

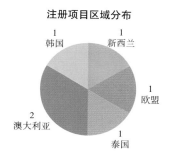

下一个递交的申请

项目编号：AU13742　　　产品：产品二
递交项目状态：远落后计划　　递交计划时间：2022/11/11

图 6-2　个人注册项目一览可视化界面图

AU13742项目细则

注册编号：AU13742　　　递交项目负责人：李光弼
产品：　　　产品二　　　目前所处状态：　文件准备
注册区域：澳大利亚　　　递交项目状态：　远落后计划

项目时间线

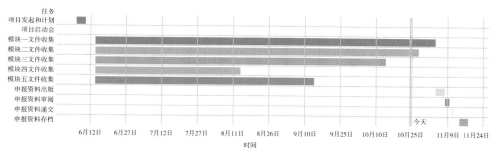

文件准备信息

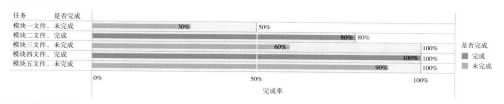

图 6-3　具体注册项目细则可视化界面图

注册项目可视化面板可以帮助注册业务管理人员直观一览目前项目的情况。在示意图 6-1 中，通过"红绿灯"图呈现所有项目的注册状态和各状态下的项目数量，注册业务管理人员可以第一时间定位处在重要状态（如出版中和递交中等）的项目，从而采取必要的行动。此外，还可以通过柱状图展现各个产品的项目的数量，直观地展现出近期的主要工作重点，便于对整个公司项目的注册阶段进行掌控。

注册项目信息的可视化也可以便于注册人员对多个项目的多个关键节点、里程碑进行监控，在"仪表盘"（即可视化界面）中可以一目了然地掌握自己所有注册项目的状态，迅速发现其中存在的问题并采取进一步的措施。示意图 6-2 中就是一例深入到注册人员层面的可视化应用。通过表格与柱状图的联用，可以展现不同项目的摘要信息和进行状态，让注册人员快速了解自己所有负责项目的进度并聚焦其中的重点项目。此外，此示意图也使用了折线图，对该注册人员未来的工作量趋势进行了可视化展示，方便对自己工作量的管理和与团队管理者的沟通，保证所有项目都能顺利进行。在示意图 6-2 中还使用了饼状图，可以展现注册项目的一些特性（如注册项目区域分布情况等），便于对自己所有项目的特性进行掌握（如注册项目区域等），以便后续采取不同的工作方式。

另外，还可以使用靶心图和甘特图对注册项目的诸多关键步骤和节点进行监控，以便清楚地掌握该注册项目的进度。这些可视化图表都可以辅助注册人员迅速发现其中存在的问题并及时和团队沟通，从而采取进一步的措施。在示意图 6-3 中，通过甘特图可直观显示每个项目的进展情况，掌握整个项目及其中每个步骤的时间线安排情况。通过与当天时间线的对比，了解整个注册项目及各个步骤的完成情况。通过靶心图可辅助监控各个步骤的完成状态，通过目标完成率与实际完成率的对比，快速找到限速步骤，并采取相应的后续措施。

6.2　可视化在注册项目中多团队协调中的应用

药品注册项目并不是注册团队成员单独的任务，而是由多个团队合力完成的。注册人员也相当于整个项目团队的协调人，需要实时且精确地跟踪每个团队负责的递交文件状态。注册人员在项目中和别的部门同事的沟通是不可或缺的，而在沟通中如何让不同部门的同事达到对项目的状态的统一理解也是难点之一。注册信息可视化"仪表盘"可以通过多种图表的联用，辅助注册人员追踪不同部门合作部分的进行状态，通过直观的可视化展示，让各个部门同事对项目达到统一的理解。图 6-4 为可视化在注册项目中多团队协调应用中的一个示例。

AU13742文件收集一览

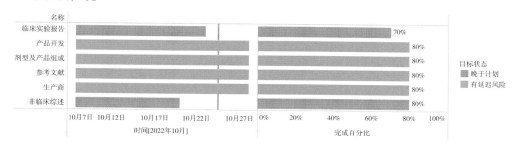

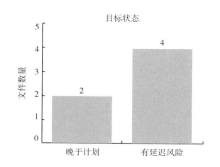

名称	目标完成日期	文件状态	目标状态	负责人
临床实验报告	2022/10/23	审阅中	晚于计划	李罗伯特
产品开发	2022/10/28	审阅中	有延迟风险	李琛
剂型产品组成	2022/10/28	审阅中	有延迟风险	李琛
参考文献	2022/10/28	审阅中	有延迟风险	李罗伯特
生产商	2022/10/28	审阅中	有延迟风险	李琛
非临床综述	2022/10/20	签字中	晚于计划	李斯特

图 6-4　注册项目多团队沟通可视化界面图

　　注册信息可视化"仪表盘"也可以用于跨部门、多团队之间对于注册项目进度的沟通，直观地让各个部门了解自己负责部分的状态，大大避免由于沟通不畅带来的项目延误。在示意图6-4 中使用甘特图及柱状图联合展现具有未能按时完成的风险文件的时间线及完成情况，并通过图表之间的互动、选中等操作，在表格中突出联系人的具体信息，让注册人员迅速找到症结所在及相关负责人员、展开沟通交流工作。

6.3　可视化在辅助注册策略制定中的应用

　　全球化已经深入到各个产业中。在医药研发企业中，全球多中心的临床试验及全球分批次申报递交已经成了一个非常普遍的需求。因此，注册业务管理人员也需要掌握产品的全球注册进程及其竞品的情况，而这些都可以通过可视化辅助进行管理。对于负责一个产品全球化递交的人员，所有市场并不会在同一个时间进行递交。但是，为了对注册项目进行系统管理，同一注册目的的递交会尽量使用相同的文件。可视化的展示可以帮助注册人员掌握全球市场递交情况，便于制定管理策略。此外，像肿瘤等拥有多种适应证的产品，也可以借助可视化进行竞品分析，制定最合适的递交策略。图 6-5 至图 6-7 为可视化在辅助注册策略制定应用中的一个示例。

产品二全球注册情况

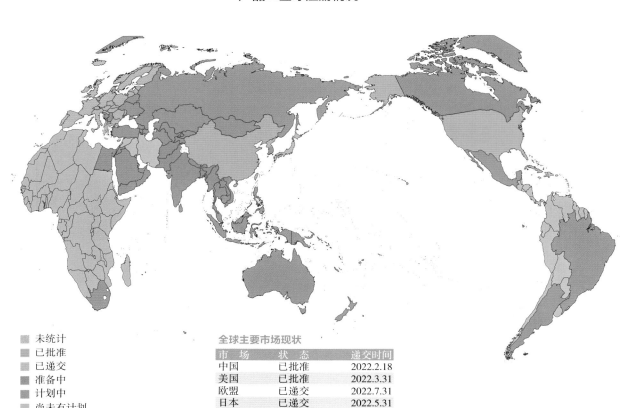

| 未统计 |
| 已批准 |
| 已递交 |
| 准备中 |
| 计划中 |
| 尚未有计划 |

全球主要市场现状

市　场	状　态	递交时间
中国	已批准	2022.2.18
美国	已批准	2022.3.31
欧盟	已递交	2022.7.31
日本	已递交	2022.5.31
澳大利亚	准备中	

图 6-5　注册项目全球市场现状可视化界面图

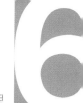

产品二主要竞品一览

产品二已批准竞品列表

企业名称	药品名称	中国市场审批时间	美国市场批准日期
公司K	产品M	2021.10.29	2021.9.12
公司L	产品N	2022.5.10	2022.8.10
公司M	产品L	2022.9.12	2022.1.12
公司N	产品O	2022.6.13	2021.11.13

主要竞品全球批准情况

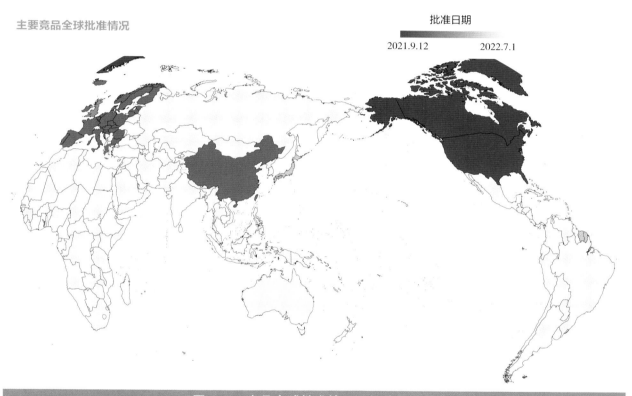

图 6-6　竞品全球批准情况可视化界面图

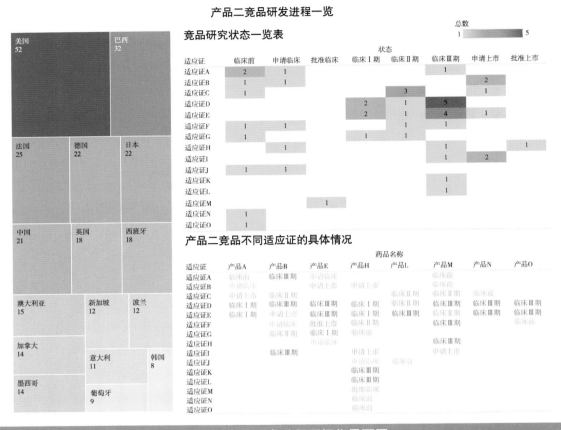

图 6-7　竞品研发进程可视化界面图

　　如今，很多国内外大型药企积极开拓国际市场，全球同步化递交渐成趋势。使用地图可视化方法的辅助，可以帮助药品注册业务管理人员动态掌握全球市场的状态。在示意图 6-5 中使用填充地图可以通过不同色块，迅速掌握不同国家及市场的递交情况。甚至可以通过一些互动，追踪不同阶段递交在全球的递交情况，从而更好地管理全球每个阶段递交。

　　此外，药品注册业务管理人员还可以通过使用填充地图等方式掌握全球竞品的审评审批状态，从而据此制定全球注册计划。在示意图 6-6 中，通过渐变色的色块展现在不同区域对于该产品的竞品进行批准时间。方便注册人员快速定位竞品比较薄弱的地区，有针对性地制定递交策略，争取最大的上市后的经济利益。

　　最后，还可以通过热力学图、树状图等方式，全面掌握各个竞品的研发动态。如示意图 6-7 所示，通过树状图让注册人员快速了解产品二的竞品在不同国家开展临床试验的情况。与此同时，使用突出显示表可以利用不同颜色展现出该产品的竞品对应的适应证、所处的临床试验阶段及注册情况。以示意图 6-7 为例，可以发现产品二的竞品较多集中在适应证 D 和 E，并且很多都处于临床Ⅲ期甚至以后，而在适应证 N 和 O 的领域还罕有产品涉及。此外，一些普通的表格也可以通过不同的颜色标识不同的状态，全方位地了解各个竞品。这些图表都可以辅助注册人员制定最终的注册计划。

6.4 可视化在注册外包商管理中的应用

外包商在药品研发的各个阶段都有涉及，也在药品注册阶段被广泛应用。而可视化应用可以辅助药品注册中外包商的管理。注册外包商管理人员将注册工作信息及相关关键指标可视化（图 6-8），可以迅速掌握各个外包商的状态，从而实现对出现质量或者其他问题的积极干预。此外，这也将为今后服务合同的签订提供数据的基础支持。

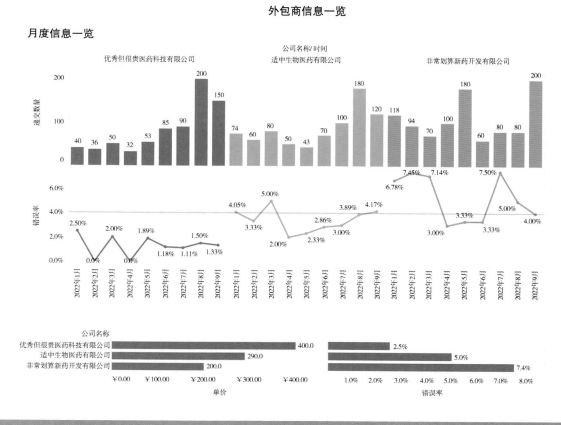

图 6-8　注册外包服务关键绩效指标可视化界面图

可视化也可以用于辅助药品注册外包管理人员衡量外包商的质量。在示意图 6-8 中，通过柱状图展示不同外包商在不同时间段递交工作完成的数量，用于了解药品注册工作量在不同外包商之间的分布；通过折线图展示出不同外包商在不同时间段的递交工作完成质量情况；通过柱状图展现出每个外包商的单价和整体错误率。在这些可视化图表的辅助下，管理人员可以了解不同外包商的情况。这些外包指标数据的"仪表盘"也可以辅助制定工作的决策，通过质量和单价的对比，将一些重要的项目（如新药申请、临床试验申请等）交付于单价高但质量好的外包商，将一些量大并且简单的注册递交 [如药学研究内容（CMC）的变更、标签文件的变更] 交给单价便宜但质量稍差的外包公司。最后，这些数据指标也可以用于老外包商的合同续约及新外包商的选择和定价讨论，让合同制定更加合理且严谨。

6.5 如何实现注册信息可视化

随着中国药品注册流程管理电子化的推进，管理系统在注册领域的使用也越来越广泛了。注册管理系统大多本身并没有很好的可视化功能，但是后台却积累了大量数据。其中包括注册项目的基本信息、重要节点等注册人员关心的信息，这些都可以作为可视化应用的数据基础。对后台数据进行清洗和分析后，可以通过 Excel 或更专业的可视化软件进行可视化的处理和制作，从而让系统背后的复杂的数据转变为易于理解的可视化信息。建立一个注册信息可视化平台离不开专业技术人员的帮助，如何将业务的需求传达给技术人员，使技术人员能够全面理解并制作出符合业务需求的可视化图表是平台建立的难点。

图 6-9 罗列出了一些业务部门和技术部门合作制作定制化"仪表盘"（即可视化平台）的一些步骤和注意要点。制作注册运营的可视化"仪表盘"并不是技术部门单独的工作，而是需要技术部门与业务部门合作的项目。业务部门必须提供基本需求和业务逻辑，并且和技术部门一起对相关系统的数据进行挖掘。这样技术部门才能建立相应的数据逻辑并且制作可视化图表。在图表制作完之后，测试和使用反馈才是重中之重，尤其是业务部门对"仪表盘"功能的反馈。满足业务部门的需求的可视化"仪表盘"才是一个成功的产品。如果业务部门可以增加可视化技术的储备，技术部门拥有相关业务的知识和概念，技术部门和业务部门便可以更加理解对方，更容易开展合作。

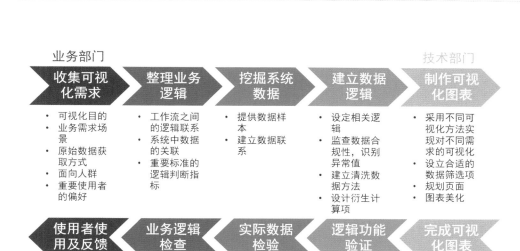

图 6-9　制作可视化"仪表盘"的步骤和要点

6.6　注册申报可视化的挑战与展望总结

在药品注册申报的过程中，可视化可以帮助相关人员快速关注所有注册项目的状态、重要节点、时间线等情况，迅速找到问题症结，保证申报递交的顺利实施。此外，可视化在注册运营中也可以帮助公司高层领导洞悉公司注册项目的情况，包括整体状态、全球布局、外包商情况等，使管理层全面了解现状，制定相应的决策。然而，现在注册管理系统大都没有现成的可视化方案，需要通过对系统后台数据挖掘整理，利用常见的可视化软件，建立专门的可视化平台。在这个过程中，业务部门与技术部门沟通衔接也是非常重要的。其中，将业务需求准确无误地传达给技术人员，并且建立相应的可视化方案是最大的难点。

一个优秀的注册申报可视化系统可以大大帮助公司领导层和注册人员全方位地了解相关注册项目的状态，消除部门间的沟通壁垒，从而加快注册项目的进行。依据可视化图表也可以更全面地了解竞品的相关信息，并据此制定更加合理的注册策略，为注册项目尽早批准、产品尽快上市奠定基础。此外，注册申报可视化的思路也与国家药监局在 2019 年 5 月发布《关于加快推进药品智慧监管的行动计划》中提出的"智慧监管"理念相吻合。通过数字化管理注册项目，利用云计算、大数据、人工智能等新一代信息技术，再加以可视化的辅助，能够进一步推进药品监管的科学化、法治化、国际化和现代化。

推荐人寄语

　　药品注册电子化是一个复杂的系统工程，也是国家监管信息化建设重要的一环，目前已经给整个行业带来了从人员、流程到系统的全面变化。希望国内药品注册从业人员在落实电子申报政策落地的同时，也着手部署企业内部的信息化建设。在其中，注册申报可视化管理是一个全新的课题，希望本章可以给行业的同人们提供一些"智慧管理"的方向，打开思路并保持对相关话题热度的关注，助力中国企业药品注册全面进入电子化时代。

辉瑞（中国）研发开发有限公司亚洲区药品注册文件出版负责人　吉申齐

第 **7** 章

临床药理和定量药理可视化

7.1　临床药理在临床试验中的应用

在新药的临床研发过程中，临床药理学研究贯穿始末（图 7–1）。从早期临床的单剂剂量递增（SAD）、多剂剂量递增（MAD）、食物影响、药物 – 药物相互作用（DDI）、物质平衡研究、肝肾功能不全人群药代动力学研究，到 II、III 期临床研究中的暴露 – 效应（Exposure-Response，E-R）关系等，临床药理学研究均涉及其中，并起到重要作用。

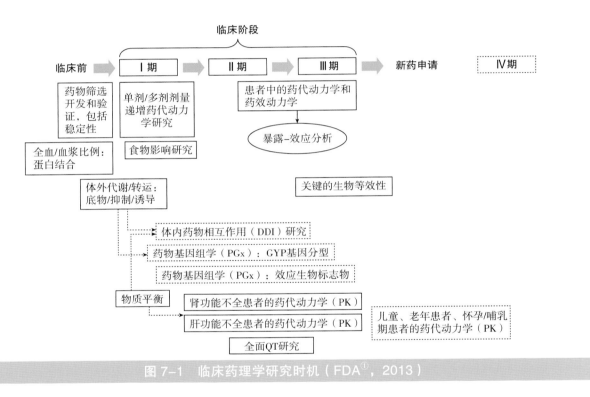

图 7–1　临床药理学研究时机（FDA[①]，2013）

从大分子药物的临床前研究到生物制品许可申请（BLA）或上市许可申请（MAA），以及其生命周期管理等各个环节，临床药理学研究同样起着举足轻重的作用（图 7–2）（该流程图仅适用于 FDA 认证）。

---

① 　美国食品药品监督管理局（Food and Drug Administration，FDA）。

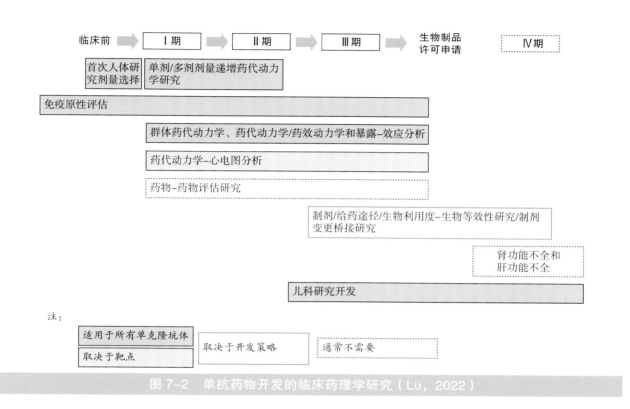

图 7-2　单抗药物开发的临床药理学研究（Lu，2022）

可视化在临床药理相关研究设计中的应用

7.2.1　单剂剂量递增（SAD）/多剂剂量递增（MAD）研究

SAD 的药代动力学（Pharmacokinetics，PK）研究的剂量设计通常考虑探索具有药理学活性暴露量水平的剂量范围，同时考察暴露量与安全性和耐受性的相关性。根据非临床研究结果，可将预估药理学活性剂量（PAD）和 / 或治疗剂量（ATD）范围作为设置 PK 研究范围的参考。MAD 的 PK 研究在单次给药剂量递增 PK 研究的基础上开展，其目的包括研究连续多次给药后的 PK 特征，了解药物蓄积、波动程度、PK 参数随给药持续时间的变化等特征，为后续临床研究给药方案的制定（包括给药剂量、给药间隔和给药持续时间等）提供依据。

在传统的早期临床研究设计中，SAD 和 MAD 研究通常是连续的，作为两个单独的方案进行设计，SAD 阶段完成，MAD 阶段才开始。近年来，SAD 和 MAD 研究也可组合为一个方案进行：MAD 研究既可以在 SAD 研究完成后进行，也可以在 SAD 研究完成之前启动。后者在确定哪些 SAD 剂量完成后"解锁"相应的 MAD 队列是很重要的。如图 7-3 所示，在方案的研究设计部分，使用可视化的流程图表，可更加具体、直观地阐明 SAD 和 MAD 研究之间组合关系，开展的先后顺序，以及其中涉及的设计细节，例如给药方式、给药剂量、给药间隔、受试者人数等。可视化流程图是对方案的研究设计部分的精简提炼和总结，同时也能为临床试验的研究人员更加准确、快速地理解研究设计提供帮助。

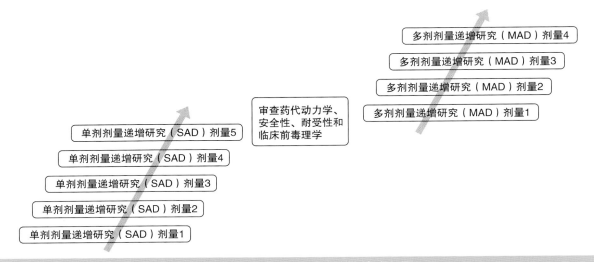

图 7-3　SAD 和 MAD 试验设计流程图

7.2.2　生物等效性（BE）研究

生物等效性（以 PK 参数为终点）是指在相似的试验条件下单次或多次给予相同剂量的试验药物后，变更后制剂中药物的吸收速度和吸收程度与变更前制剂的差异在可接受范围内。BE 研究一般建议采用交叉设计的方法，其优势包括：可以有效减少个体间变异给试验评价带来的偏倚；在样本量相等的情况下，使用交叉设计比平行组设计具有更高的检验效能。

如图 7-4 介绍了 2×2 交叉设计流程图。两制剂、两周期、两序列交叉设计是一种常见的交叉设计，使用图形 + 文字的流程图，可以更加直观、准确、简洁地描述试验设计，包括受试者分组情况、不同序列受试者在不同周期的服药情况、不同服药周期中间的洗脱间隔等。

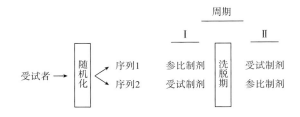

图 7-4　2×2 交叉设计流程图（Mohammad Issa Saleh，2019）

7.2.3　肝功能不全患者的 PK 研究

肝脏与许多药物的清除相关，这些药物通过多种氧化和结合代谢途径，并且 / 或者通过胆汁排泄，以原型药物 / 代谢产物的形式清除。肝功能不全可以导致这些排泄和代谢活动的变化，从而造成药物蓄积，或者无法形成活性代谢产物。肝脏疾病可以改变药物的吸收和分布，进而改变药物的有效性和安全性。即便肝脏在不是主要负责某药物清除的器官时，肝脏疾病同样可能会改变肾脏功能，从而导致药物及其代谢物蓄积。此外，肝脏疾病同样可以改变药物效应动力学（PD）效应。例如，在肝功能衰竭患者中，特定药物可以增加脑病发病率。

目前临床上尚没有有效地预测药物 PK 和 PD 的肝功能指标。但是，在药物开发期间，在肝功能受损患者中进行的临床研究可提供一些信息，有助于确定这些患者的给药方案。因此，在药物研发的过程中，判断是否需要进行肝功能不全患者的研究至关重要。FDA 在相关指导原则中详细介绍了何种情况下，建议进行何种程度的肝功能不全患者的研究。其决策树（图 7-5）就是对其详尽的指导原则进行了可视化的处理，使临床研究人员能够更加便捷、直观地结合药物临床特征，遵照 FDA 的专家意见，制定更加适当、严谨的药物开发策略。

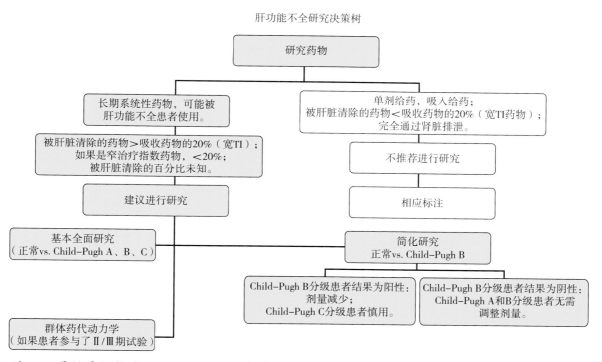

注：TI 是治疗指数（Therapeutic Index）的缩写。Child-Pugh 分级标准是一种临床上常用的用以对肝硬化患者的肝脏储备功能进行量化评估的分级标准，分为 A、B、C 三级，A 级最轻，C 级最重。

图 7-5　肝功能不全患者研究决策树（FDA，2013）

7.3 可视化在临床药理和定量药理的分析方法中的应用

7.3.1 PK 非房室模型分析（Non-Compartment Analysis，NCA）

经典房室模型计算公式多，分析烦琐，在实际分析过程中由于情况复杂，模型嵌合具有不确定性，实际数据和房室模型经典理论适配不理想。在 20 世纪 70 年代前后，非房室模型被提出用于分析 PK 数据。非房室模型不受经典房室模型的限制，适用于任何房室，仅仅假设药物末端以单指数消除。

非房室模型的统计矩方法以概率论和数理统计学中的统计矩（Statistical Moment）方法为理论基础，对数据进行解析，包括零阶矩、一阶矩和二阶矩，体现平均值、标准差等概念，反映了随机变量的数字特征。目前，非房室模型已经成了临床 PK 数据分析中的主流处理方法，各国药品审评监管机构均推荐采用。

在药物的 PK 数据分析中，分别绘制不同剂量组受试者线性和半对数的血药浓度 – 时间曲线图，对其血药浓度数据进行可视化呈现。从图 7-6 可以直接观察到药物在受试者体内的经时变化过程，不同给药剂量水平下的体内暴露情况，初步了解药物在受试者体内的药代动力学特征（如峰浓度、达峰时间、是否线性消除等）。使用血药浓度 – 时间曲线图，是对 PK 浓度分析结果的呈现方式之一，同时有助于后续的分析。

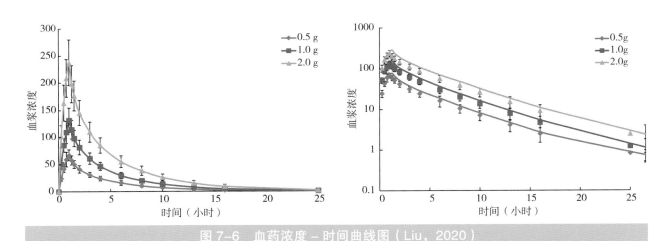

图 7-6 血药浓度 – 时间曲线图（Liu，2020）

7.3.2 群体药代动力学（Population PK，PopPK）分析

药物在人体内的药代动力学行为普遍存在个体间变异。这种变异可由内在因素和外在因素导致，当其具有临床意义时，需要根据患者个体情况调整给药方案。因此，合理、定量分析内

在因素和外在因素对药物暴露等体内 PK 行为的影响，是药物临床研究的重要部分。当前主要采用非线性混合效应模型方法，在获得 PK 参数群体典型值的同时，可识别并量化影响群体 PK 参数的协变量因素。PopPK 分析可有效整合多个临床研究数据，在表述药物体内 PK 行为的同时，获取 PK 参数的群体典型值及其变异，并诠释和量化药物在个体间 PK 差异的影响因素和随机效应等，是目前应用广泛的定量分析方法。

　　PopPK 可用于给药方案的优化、特定人群用药方案的选择、儿科人群用药研究、种族因素分析、药物 – 药物相互作用评价及生成暴露 – 效应分析的暴露指标等。其分析过程主要包括前期的探索性数据分析、模型构建、模型验证和模型模拟。

　　在探索性数据分析中，使用散点图（图 7-7）对不同研究、不同剂量组受试者的药物浓度进行描绘，观察数据特点，是正式模型构建之前的关键步骤。在探索性数据分析过程中，了解与剂量、浓度相关的数据集或协变量的分布将有助于提高后续步骤的效率。

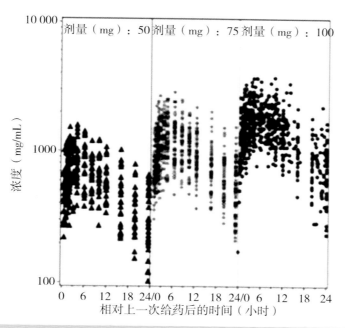

图 7-7　血药浓度 – 时间散点图（Joel et al., 2014）

　　PopPK 模型的构建步骤复杂，从基础结构模型到最终模型，包括协变量评估，每次建模迭代统计评估和拟合优度诊断图评估。通过群体建模，可以表征药物的典型特征，包括个体间变异和残差，并且可以推导出某些协变量相关人群的给药方案。

　　1999 年 Chatelut 等人提出了一种描述模型的方法：描述每个速率过程的吸收或贮存房室，并估计每个过程的吸收分数。图 7-8 为描述药物零级和一级平行吸收的二房室模型示意图。它

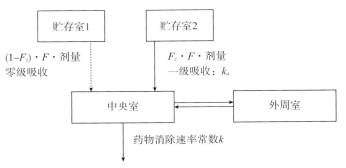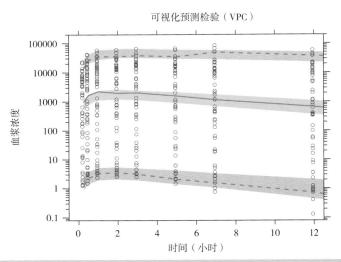

描述了药物从吸收室吸收进入中央室，中央室与外周室之间的转运，以及从中央室向外消除的过程。通过这类可视化的基本房室模型结构，可以描述各种吸收过程：包括一个或多个零级和/或一级吸收过程，从两个或多个来源连续或平行吸收，以及通过每个途径的已知或未知的吸收分数等。

可视化预测检验（VPC）及其他模型评价方法通常用作建模验证的工具，用以考察构建的模型是否可充分描述观测数据的特征，参数估算值是否可靠，基于构建模型的模拟是否能够满足分析需求等。

VPC 通常通过比较观测数据（红色实线 / 虚线为观测数据浓度中位值 /5% 和 95% 分位数）与模拟数据（半透明红色 / 蓝色区域为基于模拟的中位值 / 相应百分位数的 95%CI）来诊断混合效应模型中的固定效应和随机效应（图 7-9）。

注：F 表示药物的生物利用度；F 乘以剂量表示经过生物利用度调整后实际进入系统循环的药物量；F_z 是指以一级速率吸收的剂量的分数；$1-F_z$ 是指以零级速率吸收的剂量的分数；k_a 表示药物吸收速率常数；k 表示药物消除速率常数。

图 7-8　零级和一级平行吸收的二房室模型示意图（Chapter 9User-Written Models，2016）

图 7-9　可视化预测检验示例图（Bergstrand et al.，2011）

使用最终的 PopPK 模型，可以进行预测和模拟，以预测在不同人群或个体中的给药方案和剂量水平选择。

7.3.3　E-R 分析

暴露 – 效应信息是确定药物的疗效和安全性的核心和关键。只有在明确了解一个药物的疗效和不良反应同该药物暴露之间的关系后，才能够确认该药物在怎样的给药方案下是安全和有效的。在某些情况下，宽治疗窗药物，即耐受性非常好且剂量相关的毒性很低的药物，其单剂量给药在暴露 – 效应关系曲线的平台期浓度范围使用时是安全和有效的，则不用调整给药方案。然而，在大多数情况下，对于多数毒性较大的药物而言，给药方案需权衡疗效与安全性，不同人群中暴露量的改变可能需要进行给药方案调整。

在药物临床开发中，E-R 分析可以为药物的有效性和 / 或安全性提供重要证据，为初步疗效研究提供支持，以及用于支持新的目标人群或亚群的使用和剂量、给药方案、剂型、给药途径的确定。

在基于某数据集，模拟 1000 名男女平均分布的受试者的暴露 – 有效性关系（图 7-10a）时，与 Emax 模型（红色虚线）相比，加入了性别作为混杂协变量的真实模型（两条蓝色实线）明显更加合适。横坐标上的菱形横数据点所在横线代表不同性别暴露量的 90%CI。通过 E-R 关系结果的可视化，可以看出整个暴露范围内，该药物在不同性别受试者体内的有效性几乎是恒定的。

暴露 – 安全性关系（图 7-10b）由 240 名受试者在每个剂量或安慰剂水平下进行模拟。从可视化结果中可以看出，各给药剂量组受试者血压相对基线升高，安慰剂组相对基线降低，不同给药剂量组间变化无明显差异。如果只考虑所研究的剂量范围，而不考虑安慰剂效应，在分析中可能不存在 E-R 关系。

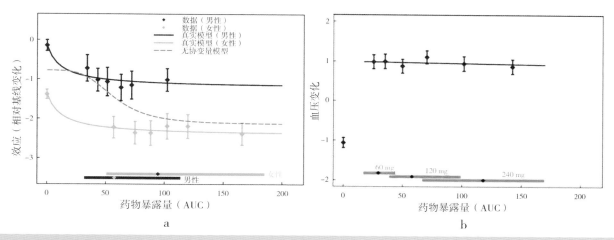

图 7-10　E-R 关系图（Overgaard et al., 2015）

7.4 定量系统药理学

定量系统药理学（Quantitative Systems Pharmacology，QSP）在双特异性抗体药物研发中的应用已被视为发现新型药物和阐明药物作用机制的重要工具和计算方法。目前普遍认为，生物系统由高度互联的网络组成，为了对整个系统的行为做出推断，需要更好地理解各个组成部分之间的动态相互作用。这种类型的建模在整合单个或多个药物浓度的细节、系统生物学模型、相关的调节网络和反馈／前馈环路的模体、个体基因组及表观遗传特征等方面有许多优势，这使得患者个体化治疗（精准医疗）成为可能。因此，定量系统药理学模型是一个复杂的、动态的模型，由药物特异性成分和生物系统特异性成分组成。这些成分反映了整个系统功能的药代动力学、生物化学网络和系统生物学特性。

在双特异性抗体药物的研发过程中，可视化的钟形浓度关系示意图（图7-11）可以更好地展示"在药物、T细胞和肿瘤细胞之间形成三聚体是药物有效的必要条件"。当分化簇3（CD3）双特异性抗体药物达到某一最优浓度时，其在患者体内将形成三聚体，此时具有最强的抗肿瘤效果。低于该浓度形成的三聚体较少，高于该浓度仅形成二聚体，均无法达到理想的抗肿瘤效果。QSP模型可以预测三聚体浓度，并将其与肿瘤细胞杀伤效果联系起来。

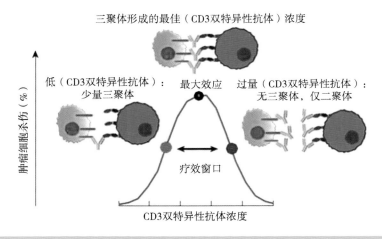

图 7-11 CD3 双特异性抗体浓度关系示意图（Betts et al., 2019）

参考文献

[1] BETTS A, HADDISH-BERHANE N, SHAH D K, et al. A translational quantitative systems pharmacology model for CD3 bispecific molecules: application to quantify T cell-mediated tumor cell killing by P-cadherin LP DART[J]. The AAPS Journal, 2019, 21: 1-16.

[2] BERGSTRAND M, HOOKER A C, WALIN J E, et al. Prediction-corrected visual predictive checks for diagnosing nonlinear mixed-effects models[J]. The AAPS Journal, 2011, 6, 13(2): 143-151.

[3] BASICMEDICAL KEY. Chapter 9User-Written Models [EB/OL]. (2016-06-21)[2023-12-20]. https://basicmedicalkey.com/user-written-models/.

[4] FDA 2013 Clinical Investigator Training Course: Clinical Pharmacology 1: Phase 1 Studies and Early Drug Development [EB/OL]. (2017-04-15)[2023-12-20]. https://documents.pub/document/fda-2013-clinical-investigator-training-course-clinical-pharmacology-1-phase.html?page=1.

[5] Guidance Document for Investigators : Multi-stage Phase 1 Studies in Healthy Volunteers [EB/OL]. (2016-11-18)[2023-12-20]. https://bellberry.com.au/wp-content/uploads/LER-F1.1.9-Multi-stage-Phase-1-in-healthy-volunteers.pdf.

[6] LIU J, ZHAI Y, WU L, et al. Pharmacokinetics and tolerability of single and multiple intravenous doses of cefotetan disodium in Healthy Chinese Volunteers[J]. Drug Design, Development and Therapy, 2020: 613-620.

[7] LU S. Clinical pharmacology to support monoclonal antibody drug development[J]. AIMS Medical Science, 2022, 9(2): 322-341.

[8] MOHAMMAD I S. Bioequivalence[EB/OL]. (2019-12-20)[2023-12-20]. https://www.slideserve.com/jeanneb/bioequivalence-powerpoint-ppt-presentation#google_vignette.

[9] OWEN J S, FIEDLER-KELLY J. Introduction to population pharmacokinetic / pharmacodynamic analysis with nonlinear mixed effects models[M]. John Wiley & Sons, Inc., 2014.

[10] OVERGAARD R V, INGWERSEN S H, TORNE C W. Establishing good practices for exposure-response analysis of clinical endpoints in drug development[J]. CPT Pharmacometrics Syst Pharmacol, 2015, 4(10):565-75.

推荐人寄语

　　采用可视化手段展现临床药理学研究的时机、策略及设计，可以使研究相关各方清晰直观地了解整体思路。定量药理学是临床药理学的重要部分，可视化是定量药理学研究的重要呈现手段，可以帮助学者理解模型的结构，直观了解模型的可靠性。

复旦大学附属华山医院临床药理研究中心副主任　武晓捷

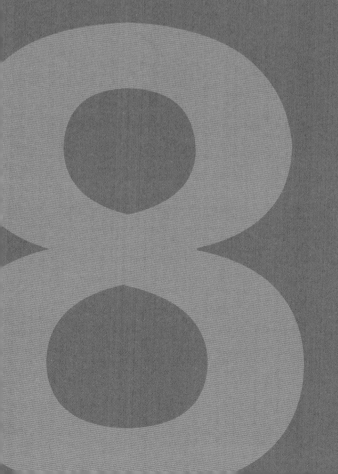

第 **8** 章

药物经济学可视化

8.1 什么是药物经济学

药物经济学是近几年行业内的热词，什么是药物经济学呢？ 2003 年国际药物经济学与结果研究协会（International Society for Pharmacoeconomics and Outcomes Research，ISPOR）对药物经济学的定义为："药物经济学是一门科学，它评价医药产品、服务及规划的总的价值，强调在预防、诊断、治疗和疾病管理干预措施中的临床、经济和人文结果，提供最优化配置卫生资源的信息。"

8.2 药物经济学的研究内容

作为经济学和医学两门学科的交叉学科，药物经济学研究的核心是为了合理配置稀缺的（药品）资源，评价干预措施（药物）的成本效果，提供循证医学与循证卫生决策的依据。由其定义可知，药物经济学关注的不仅仅是临床（Clinical）和经济（Economic）的结果，还包括人文（Humanistic）的结果，是广义的概念，简称为 ECHO 模式。药物经济学研究范围涉及卫生经济学、风险分析、技术评估、临床评价、流行病学、决策科学和卫生服务研究等内容。

8.3 药物经济学在医学决策中的应用及其可视化展示

药物经济学是辅助决策的学科，因此在医疗领域任何需要做出资源配置决策需求的场景都可以考虑使用药物经济学评价，为医药、医疗和医保体系的决策者提供决策依据。

8.3.1 医药

在医药企业制定商业战略目标、选择研发方向、预测药品价格、医保准入谈判等新药研发上市的每个阶段，药物经济学都发挥着重要作用。在这个过程中，企业需要进行一系列系统、完整的评价，以确定战略方向，尽可能地评估和挖掘产品的价值，并进一步为产品提供基于价值的定价策略，预估潜在的最高可接受价格和该价格之下的市场潜力，为产品最大化上市做准备。

8.3.1.1 疾病负担

疾病负担体现了一个国家或地区居民的健康状况。对疾病负担的研究有助于确定不同疾病

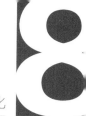

対社会和経済带来的影响，辅助判断疾病防治的重点，评估卫生资源配置的优先级。同时，对疾病负担的评价也是帮助医药企业评估研发方向的重要依据。

（1）流行病学负担

流行病学负担指因疾病、伤残和过早死亡对整个社会和经济带来的影响。其常见评估指标有发病率、患病率、死亡率、DALY[①]等。对于此类数据和相关信息的管理，一体化系统平台可提供对数据源的对接，并基于数据提供可视化图形的模拟，能实现预先对局部或整体数据资料做可视化的预览及推荐，并自动生成有灵活自定义功能的可视化图表，实现智能、及时、一体化的数据分析、计算和图表生成。这些数据的可视化更直观地展示了疾病的流行病学负担，显示出其影响。

以江苏省胰腺癌流行病学负担为例。从 1990 年到 2019 年，江苏省胰腺癌的标化发病率、患病率、死亡率和 DALYs 逐年增高，到 2019 年分别上升到 8.63/10 万、6.87/10 万、8.72/10 万和 196.39/10 万。男性胰腺癌的疾病负担显著高于女性（图 8-1）。小于 20 岁人群年龄组发病率、患病率、死亡率和 DALYs 率最低，65 岁以后升高显著，且随着年龄的增长，发病率、患病率和死亡率整体均上升（图 8-2）。

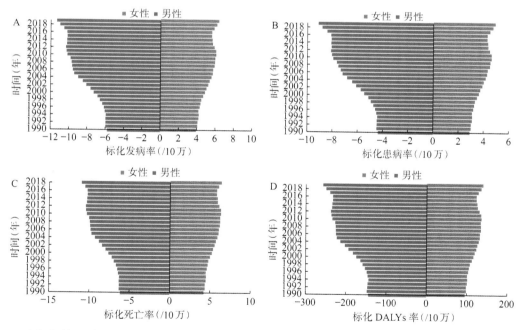

注：A. 男女年龄标准化发病率的差异；B. 男女年龄标准化患病率的差异；C. 男性和女性年龄标准化死亡率的差异；D. 男性和女性年龄标准化 DALYs 的差异。DALY. 伤残调整寿命年。

图 8-1　1990—2019 年江苏省不同性别人群胰腺癌疾病负担情况（糜跃萍 等，2022）

① 伤残调整寿命年（Disability-Adjusted Life Years，DALY）是指从发病到死亡所损失的全部健康寿命年，包括因早死所致的寿命损失年和伤残所致的健康寿命损失年。

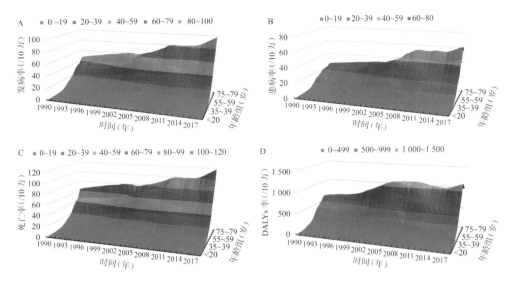

注：A. 不同年龄组胰腺癌发病率的变化；B. 不同年龄组胰腺癌患病率的变化；C. 不同年龄组胰腺癌死亡率的变化；D. 不同年龄组胰腺癌 DALYs 率的变化。DALY. 伤残调整寿命年。

图 8-2 1990—2019 年江苏省不同年龄组胰腺癌疾病负担情况（糜跃萍 等，2022）

（2）经济负担

疾病的经济负担不仅指为防病治病直接花费的医疗费用，而是指由于发病、伤残（失能）和过早死亡给患者本人以及社会带来的经济损失和由于预防治疗疾病所消耗的经济资源。因此，在药物经济学领域，评价疾病成本时可分为直接成本、间接成本和隐性成本。其中直接成本又包括直接医疗成本和直接非医疗成本。直接医疗成本是指某种治疗方案所消耗的医疗资源所构成的成本，如药费、检验费、护理费等。直接非医疗成本是因患者寻求医疗服务而直接消耗的医疗资源以外的资源所构成的成本，如交通费、食宿费、营养费等。间接成本是由于疾病、伤残或死亡造成的患者和其家庭的生产力损失，包括休学、休工、早亡等所造成的工资损失等。隐性成本是因疾病或实施预防、诊断等医疗服务所引起的疼痛、忧虑、紧张等生理上和精神上的痛苦及不适。

根据深圳某医院在 2009 年到 2010 年期间对于乙肝相关疾病患者的经济负担的调查，可以看到急性乙肝、重型乙肝、慢性乙肝、代偿期肝硬化、失代偿期肝硬化和原发性肝癌患者的年度平均直接、间接和隐性成本在 39 287 ～ 194 858 元之间。其中隐性成本占比达 43.4%，可见乙肝相关疾病对于患者及其家庭造成了很大的痛苦和精神压力。而根据深圳市统计局公布的《深圳市 2010 年国民经济和社会发展统计公报》，2010 年度深圳人均可支配收入为 32 380 元，即当年深圳居民可以直接用于消费和储蓄的收入仅有 3 万余元。而年均费用最低的急性乙肝患者年度平均直接成本也要接近 2 万元，年均费用最高的重型乙肝年度平均直接成本更高达 7.7 万元，可见这类疾病给患者带来的直接经济负担也相当沉重（图 8-3）。

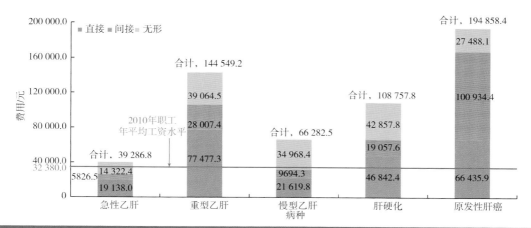

图 8-3　深圳某医院 2009—2010 年乙肝相关疾病患者经济负担（梁森 等，2010）

8.3.1.2　诊疗旅程和治疗模式

对患者诊疗旅程和治疗模式进行分析，可以深入展示某个疾病的患者从出现症状到诊断、从治疗到随访的全貌。同时，在诊疗旅程的不同环节，观察特定患者人群的诊疗现状，并从中找出在该疾病的不同环节、不同患者人群存在的未满足的诊疗需求，也能够为医药企业做产品开发、或者产品的精确定位提供更明确的方向。关于本章节的可视化展示详见第 10 章"真实世界数据及真实世界研究可视化"。

8.3.1.3　市场现状和竞争格局分析

在明确疾病、患者人群和诊疗模式后，对于医药企业感兴趣的特定治疗领域，其市场现状和竞争格局分析是至关重要的。对于整个市场潜力、竞品价格和市场份额等的详细分析，有助于企业更好地定位产品优势，为医保定价打下基础。

以 PD-1/L1[①] 产品为例，这是近几年新兴的肿瘤免疫治疗手段，开创了革命性的肿瘤治疗新思路。PD-1/L1 产品并不是直接消灭肿瘤细胞，而是利用机体自身免疫系统对肿瘤细胞进行杀伤，可以显著改善患者预后，并能横跨多个瘤种，市场潜力巨大。2014 年，全球首款 PD-1 抑制剂获 FDA 批准上市后，因其治愈了前美国总统卡特黑色素瘤脑转移而举世瞩目。这类产品更是在国内掀起了投资狂潮，全球超过一半的 PD-1/L1 产品由中国企业研发或合作开发。国内资本市场更是以企业是否有 PD-1/L1 产品作为投资的重要、甚至唯一评价标准。这也使得国内 PD-1/L1 市场迅速从蓝海进入红海，截至 2022 年 12 月，国内获批的 PD-1/L1 产品已达 14 家公

---

① PD-1 指程序性死亡因子 1，PD-L1 指程序性死亡一周内配体。

司的 14 款产品，累计批准的适应证超 50 个，涉及瘤种将近 20 种。国内获批产品及其适应证涉及的瘤种见图 8-4。

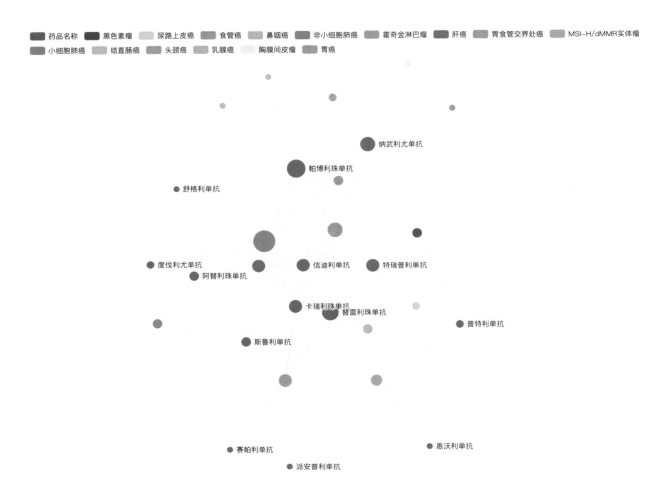

注：此图片为 2022 年（含）之前国内获批的 PD-1/L1 产品适应证情况。蓝色圆圈表示获批的产品，与其连接的不同颜色的圆圈表示不同种类的适应证（按照瘤种进行划分）。圆圈上的连线越多，则直径越大。针对产品而言，表示该产品获批的适应证种类越多；针对适应证而言，表示获批该适应性的产品越多（数据引自 GBI 数据库）。

图 8-4 国内获批 PD-1/L1 产品 - 适应证关系图

8.3.1.4 定价及准入策略分析

对于任何产品，决定其是否能在市场上成功销售的一个很重要的因素就是其价格策略。在与支付者协议纳入报销目录时，定价策略更是决定准入成败的核心要素。在制定价格策略时，同治疗领域竞争产品的价格是很重要的参考因素。特别是近年来国家医疗保障局在每年一度的国家医保药品目录调整工作中，明确提出使用药物经济学评价作为谈判价格制定的重要依据。而在通过药物经济学评价来评估新产品定价时，是将新产品与参照药品进行比较，新产品由于相较参照药品使得患者有更高的获益，从而评估新产品相较参照药品在价格方面可以给予的溢价。如图 8-5 所示，在做新产品的药品经济学评价时，和参照药品相比，不同的新产品价格可以得出不同的增量成本效果比（ICER）。根据可接受的 ICER 阈值，即可评估出新产品合理的价格区间。

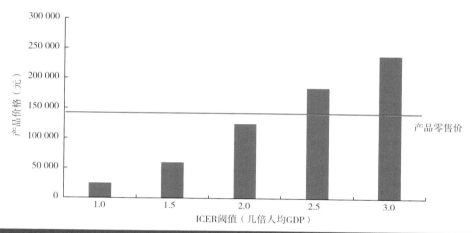

图 8-5　产品价格与 ICER 阈值关系示意图

8.3.2　医疗

药物经济学对于医疗领域决策者也是很有用的工具。它能在临床研究、药学研究、医院设备采购、医院管理等多方面均可以提供科学评价，如协助评估临床路径、指导建立医院处方药品集、辅助医院新药准入评价、促进临床合理用药等。在这些领域中应用药物经济学，能够协助筛选出最具成本效果的干预措施 / 药物，以促进临床决策的改进。下面仅以合理用药为例进行介绍。

合理用药的评估标准有很多维度，不同角色的医护人员关注的角度不同。临床医师更倾向依据发病机制和临床表现选择合理的治疗药物；药剂师更关注分析比较同一药物的不同剂型、给药途径，同类药物的不同品种及不同药物的配伍方案，以及药物不良反应来确定最合理的治疗方案。世界卫生组织（WHO）于 1985 年在召开的合理用药专家会议上提出：合理用药要求患者接受的药物适合他们的临床需要，药物的剂量符合他们的个体需要，疗程足够，药价对患者及其社区最为低廉。可见，合理用药的关键评估指标是有效、安全、经济、适当。药物经济学可以通过比较临床各种治疗方案，找出最具成本效果的方案，从而促进临床上有效、安全、经济的方案的推广应用。具体决策思路和可视化展示见 8.3.3 节"医保"。

8.3.3　医保

药物经济学评价的基本理念是通过对比创新药品与参照品的增量健康产出与增量成本的差异，评估创新药品是否具有"性价比"。使得支付者用相同或更低的成本获得具有更优健康产出的产品，符合国家医疗保障局成立之后一直践行的"价值购买"理念。因此，药物经济学已经成为我国及其他国家和地区在制定药品医保准入与支付决策的重要工具。

8.3.3.1　药品价值框架

药品价值评估是支付者购买决策的重要环节。一方面，可以更好遴选综合价值更高的药品进行药物经济学评价和准入谈判，缓解行政审批和企业申报压力。另一方面，经过充分考虑药品的临床价值、患者获益与创新性、是否为罕见病等，能够为药物经济学评价时更合理的设定支付意愿阈值打下基础。进而辅助医保定价，实现医疗资源公平与优化分配。

由于不同国家和地区医疗环境有很大差异，且不同疾病领域的患者所关注的药品价值维度有所不同，不同国家地区和专业团体制定了多个药品价值框架。我国国家医疗保障局从有效性、安全性、经济性、创新性、公平性5个维度评估药品的综合价值。美国国立综合癌症网络（National Comprehensive Cancer Network，NCCN）在 2015 年推出针对肿瘤患者的价值评估工具，叫"NCCN证据模块（NCCN evidence blocks）"，包括 5 个维度的评价指标：有效性、安全性、证据质量、证据的一致性和可负担性（图 8-6）。每项指标的评分从 1 到 5。蓝色方格代表专家小组成员就某个治疗的这项指标打出的分数，蓝色方格越多，图像越不透明，说明这种治疗的价值越高。

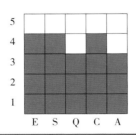

E=治疗方案的疗效
S=治疗方案的安全性
Q=证据质量
C=证据的一致性
A=药物的可负担性

图 8-6　NCCN 证据模块 [①]

8.3.3.2　药物经济学评价

药物经济学评价方法主要有 4 种：最小成本分析、成本效果分析、成本效用分析和成本效益分析。药物经济学评价不仅可以用于新干预措施和原有干预措施的一对一比较，对于同疾病

---

　　①　NCCN Guidelines。

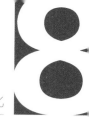

领域有多个干预措施的情形，也可以协助评估在不同的支付意愿下最具成本效果的措施，为医保购买提供决策依据。

药物经济学评价完成后，其决策思路如图 8-7 所示。图中横轴代表健康产出，纵轴代表成本，测算出干预措施的增量效果和增量成本后放入象限图中，①结果位于第一象限代表新方案和参照相比，有更高的获益但也有更高的成本；②结果位于第二象限，代表新方案和参照相比获益更低但成本更高；③第三象限代表新方案效果更差但成本也更低；④第四象限代表新方案效果更好且成本更低。因此，当结果落在第二象限时，我们肯定拒绝新方案，此时新方案为绝对劣势方案。当结果落在第四象限时，肯定接受新方案，此时新方案具有绝对优势。而当结果落在第一或第三象限时，难以判断新旧方案究竟谁优谁劣，这就需要设定一个支付意愿的阈值，表示患者愿意多花多少钱来获得一个单位的获益。结果在阈值之下的方案就是和参照相比可以接受的具有成本效果的方案。

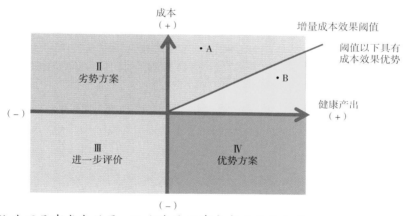

注：A 方案被认为不具有成本效果，B 方案为具有成本效果的方案。

图 8-7　药物经济学评价的基本决策原则

对于有多个干预措施同时评价的情况，可以把所有干预措施的结果测算完成后，绘制到一张图中（图 8-8）。所有干预措施依次比较后，具有成本效果优势的干预措施连接构建出成本效果边界。此结果还可进一步绘制成本效果可接受曲线（图 8-9）。成本效果可接受曲线，表示在不同的每单位获益的支付意愿下，每一个干预措施具有经济性的概率。多个干预措施可以绘制多条成本效果可接受曲线，所有比较方案的概率之和为 1。从图 8-9 中可以直观地看到，当支付意愿是每获得一个 QALY[①] 为人均 GDP 的 1 倍时，每 3 年一次 VIA 检测具有成本效果的概率

---

① QALY：Quality-Adjusted Life Year，质量调整生命年，是一种用于衡量医疗干预或治疗对个体生命质量的影响的指标。

最高。而当支付意愿是每获得一个 QALY 为人均 GDP 的 3 倍时，每 5 年一次 careHPV 检测具有成本效果的概率最高。

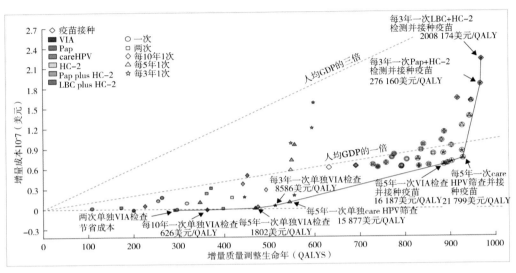

注：VIA 为宫颈醋酸试验；Pap 为巴氏涂片；HC-2 为二代杂交捕获；LBC 为液基细胞学。

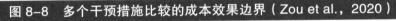

图 8-8　多个干预措施比较的成本效果边界（Zou et al.，2020）

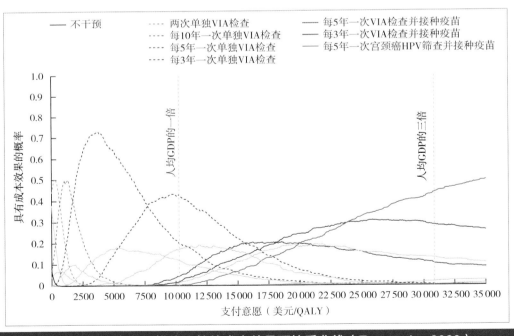

图 8-9　多个干预措施比较的成本效果可接受曲线（Zou et al.，2020）

综上可以看到，药物经济学在医药、医疗和医保体系的决策过程中可以提供很多决策依据。可视化可以有效地展示评估结果，辅助决策更加简明快捷。

参考文献

[1] 胡善联 . 药物经济学 [M]. 北京 : 高等教育出版社 , 2009 .

[2] 刘国恩 . 中国药物经济学评价指南 [M]. 北京 : 中国市场出版社 ,2020.

[3] 梁森 , 张顺祥 , 马起山 , 等 . 深圳市乙型肝炎相关疾病经济负担及其影响因素分析 [J]. 中华流行病学杂志 , 2010, 31(12): 1340-45.

[4] 糜跃萍 , 胡迪 , 蔡波 , 等 .1990—2019 年江苏省胰腺癌疾病负担和危险因素分析 [J]. 疾病监测 ,2022,37(10):1376-1382.

[5] GBI health 数据库 [EB/OL]. [2023-12-20] https://source.gbihealth.com/product/index# item.

[6] NCCN clinical practice guidelines in oncology (NCCN Guidelines) with NCCN evidence blocks [EB/OL].[2023-12-20] . https://www.nccn.org/evidenceblocks/.

[7] ZOU Z R，FAIRLEY C K, ONG J J, et al. Domestic HPV vaccine price and economic returns for cervical cancer prevention in China: a cost-effectiveness analysis [J]. Lancet Glob Health, 2020, 8(10):1335-1344.

推荐人寄语

第 8 章 "药物经济学可视化"，阐明了什么是药物经济学，以及药物经济学在医学决策中的应用。最难能可贵的是，它从可视化图形的角度，形象地表述了药物经济学在疾病负担、诊疗模式、经济性评价决策阈值等方面的证据支撑作用。

天津大学药学院教授、博士生导师 吴晶

第 **9** 章

安全风险信号监测可视化

9.1 安全风险信号相关概念

信号：来自于某个或多个来源（包括观察性和试验性）的报告信息，提示干预措施与某个或某类、不良或有利事件之间存在一种新的潜在的关联性，或某已知关联的新的方面，这样的信息被认为值得进一步验证。

信号监测：通过个例药品不良反应报告审阅、病例系列评价、病例报告汇总分析等人工检测方法，或数据挖掘等计算机辅助监测方法，从数据中获得那些蕴含于数据中的，有潜在价值，以往未被认识或重视的药品安全性信号。早期研发阶段的信号，一般以个例报告的临床判断为基础。临床试验阶段的信号监测，可应用统计方法评估安全性信号。药物上市后信号检测的概念、定义和方法主要与大型的上市后数据库有关，通常针对自发报告。

信号验证：信号的可疑因果关系通过自身特性或其他来源信息得以验证，例如，通过随机临床试验或正式的验证性研究所得出的关键信息或有说服力的关联信息来验证。

9.2 信号的来源

安全性信号的来源包括但不限于临床前研究、临床研究、上市后个例药品不良反应报告（包括药品不良反应监测机构反馈的报告）、文献报道、有组织的数据收集（如上市后安全性研究项目、患者支持项目等）、流行病学研究（前瞻性或回顾性），以及药品监督管理部门或药品不良反应监测机构发布的相关信息。

9.3 信号监测流程

临床研发过程中，药物安全性信号监测是一个动态过程，这个过程中的一个重要原则为：尽管安全性数据将在临床试验或研发计划结束时进行全面分析，但对安全性信号的持续监测与评估，是为了及早发现重要的安全性风险，并针对识别的重要风险制定风险最小化措施或进行新的信号验证过程。

申办者对药物临床试验期间的安全性评价应至少包括对个例安全性事件的评价和安全性信息的汇总分析。个例安全性报告是指临床试验期间个体受试者发生的可能与药物作用相关的不良事件和其他安全性相关的风险事件。安全性信息的汇总分析是通过定期对试验药物所有已完

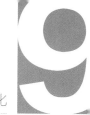

成和正在进行的临床试验的安全性数据及其他相关的风险事件进行综合分析，以持续进行安全性信号的监测和评估。

　　申办者对个例安全性事件特别是对 SAE 进行及时的审查、分析并评价，对评估可能与药物相关的重要安全性风险信号具有重要意义。药物临床试验期间安全性信息的汇总分析是对个例安全性事件评价的重要补充，有助于及时发现并识别重要安全性风险信号（图 9-1）。

　　信号管理的流程大致可分为：信号监测→信号验证→信号优先级判定→信号分析评估→信号管理制定行动计划。

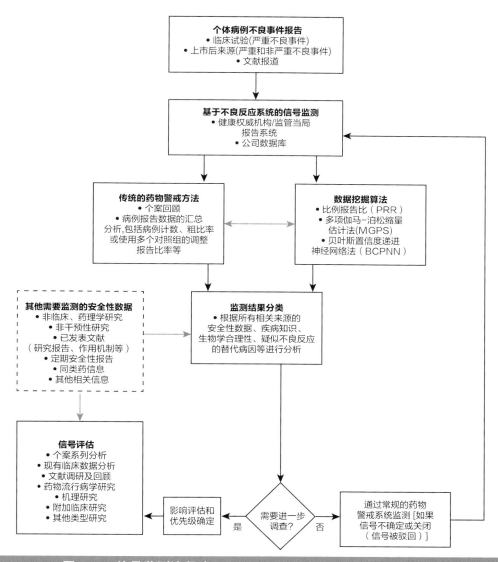

图 9-1　信号监测流程（European Medicines Agency，2017）

9.3.1 信号监测策略制定考量因素

①安全性数据类型及来源：非临床研究数据、临床试验安全性发现、国内外监管机构报告、科学文献等。

②安全性数据属性：数据库、数据质量、编码字典和查询工具。

③监测药物特点：药品产品生命周期和上市时间，现有的治疗标准。

④信号监测涉及的患者群体：性别、年龄、种族、地理区域、社会经济因素、疾病的自然史等。

⑤定量信号选择的特殊考量：统计方法、阈值、分析频率等。多种统计学方法设置及多种外部数据库的嵌合，可以增加信号定量准确度。

9.3.2 信号监测频率制定

临床试验安全性数据具有局限性，需要理性的评估安全性数据并制定合理的信号监测频率。一般有以下 3 种情况需要考虑进行安全性信号监测。

①严重不良事件及特别关注不良事件（AESI）必须及时审查。

②对所有不良事件数据进行常规、定期、全面地审查；基于不同临床试验或开发计划之间的审查频率，随之调整信号监测的频率，监测频率取决于研发阶段、已知的临床试验安全性数据及治疗持续时间，已知的相同或类似药物的安全性信息量、患者暴露量、研究中心数、对 AESI 的关注程度及药物可接受风险的敏感度等因素。通常针对创新药或用于治疗罕见病的药物，安全性特征谱尚不明确的情况下，信号监测的频率会相对频繁，至少进行月度数据审核分析；而对于安全性特征谱已经清晰，且已经国外上市多年的仿制药试验，信号监测的频率则不会频繁，通常进行半年度或年度信号监测。

③试验或项目设立的特定里程碑事件触发的安全性信号监测。

9.3.3 重点关注信号

需要关注的重点信号有：

①严重的非预期药品不良反应；

②预期的药品不良反应，但发生频率、严重程度等明显增加；

③疑似新的药品与药品、药品与器械、药品与食品间相互作用导致的药品不良反应；

④疑似新的特殊人群用药或已知特殊人群用药的变化；

⑤疑似呈现聚集性特点的不良反应，不能排除与药品质量存在相关性。

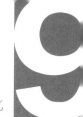

9.3.4　信号优先级判定可考虑因素

①不良反应的严重性、严重程度、转归、可逆性及可预防性；

②患者暴露情况及药品不良反应的预期发生频率；

③高风险人群及不同用药模式人群中的患者暴露情况；

④中断治疗对患者的影响，以及其他治疗方案的可及性；

⑤预期可能采取的风险控制措施；

⑥适用于其他同类药品的信号。

9.3.5　信号监测执行

9.3.5.1　不良反应术语层级的选择

药品不良事件报告提交一般采用国际医学用语词典（Medical Dictionary for Regulatory Activities，MedDRA）编码。充分利用 MedDRA 的层级结构，从系统器官分类（System Organ Classification，SOC）、高位组语（High Level Group Term，HLGT）、高位语（High Level Term，HLT）、首选语（Preferred Term，PT）和低位语（Low Level Term，LLT）等角度进行分析。此外，还可以利用标准 MedDRA 分析查询（Standardized MedDRA Query，SMQ）。在进行药品不良反应信号检测时，推荐采用适当的术语集（如 HLT 或 SMQ）对数据库中已经编码事件的首选术语（PT）进行检索和分析。如药物预期有间质性肺炎风险，常规信号监测可以使用 SMQ 间质性肺疾病进行监测。

9.3.5.2　SMQ 在信号监测中的应用

SMQ 可用于药物警戒和药物安全监测，以确定与特定药物或医疗产品相关的潜在安全问题。通过使用标准化的术语和查询，可以更轻松地比较和分析不同来源的数据，并识别可能需要进一步调查的潜在安全信号。需注意的是，SMQ 只是药物警戒和药物安全监测中识别安全信号的一种工具，它应与其他检测方法结合使用，以确保药品和医疗产品的安全。分析步骤如下。

（1）定义搜索范围

确定要调查的药物或医疗产品，以及特定的安全问题。例如，调查某种药物是否与某种不良事件（如肝毒性）相关。

（2）选择相关的 SMQ

SMQ 是预定义的 MedDRA 术语集，涵盖特定的医学状况或不良事件。目前一共有 200 多个 SMQ 在药物监管和药物安全监测中被广泛使用，包括 1 级 SMQ 和其下面的子 SMQ。用户可以在 MedDRA 浏览器中找到相应的 SMQ（图 9-2）。如果标准 SMQ 未能满足实际的检索要求，用户可以在一个或多个 SMQ 基础上进行自定义修改，以获得符合用户需求的术语集（Customized Query）。

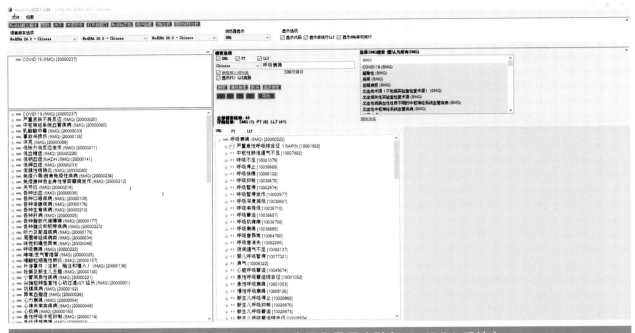

图 9-2　MedDRA SMQ 术语集界面（引自 MedDRA 系统）

（3）进行数据搜索

使用所选的 SMQ 在数据库中进行搜索，如公司药物安全数据库、临床试验数据库、药监局不良反应数据库，目的是在数据库中识别与相关不良事件或医学状况有关的所有案例。要求数据库中的数据 MedDRA 编码版本与 SMQ 版本一致，MedDRA 浏览器也自带了 SMQ 分析功能，可以对用户导入的数据进行分析（图 9-3）。用户也可以自定义开发工具进行检索，尤其是使用用户自定义的根据标准 SMQ 修改的术语集时，因为 MedDRA 浏览器只支持标准 SMQ 分析，不支持用户自定义的分析查询。如果采用 MedDRA 浏览器进行 SMQ 分析，用户可以根据选择的 SMQ 进一步采用不同的检索策略，如广义搜索、狭义搜索或算法搜索（图 9-4）。

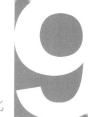

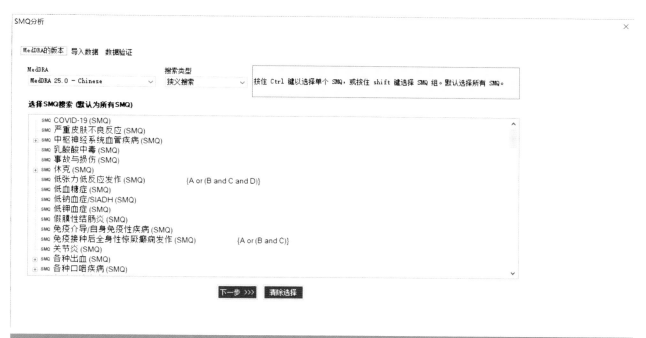

图 9-3　MedDRA SMQ 分析界面（引自 MedDRA 系统）

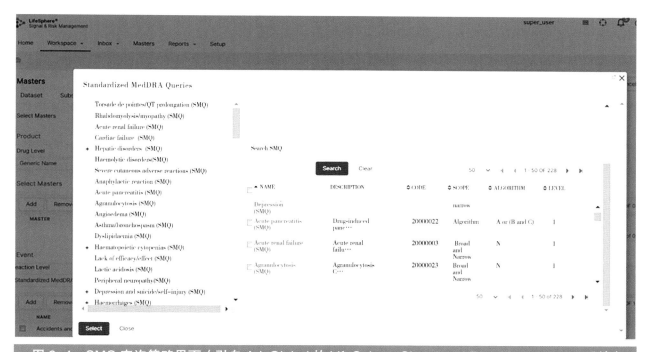

图 9-4　SMQ 查询策略界面（引自 ArisGlobal 的 LifeSphere Signal and Risk Management 系统）

（4）分析检索结果

根据识别出的所有相关不良事件或医学状况的案例，就可以通过分析数据确定是否存在潜在的安全信号。查找数据中的模式或趋势，例如，所关注的药物或医疗产品的相关不良事件或医学状况的发生率明显高于预期。

（5）调查安全信号

如果发现潜在的安全信号，需进一步调查以确定药物或医疗产品与不良事件或医学状况之间是否存在因果关系。这个过程可能涉及其他相关的研究或分析，例如，病例对照研究或信号检测方法。

9.3.5.3 安全性数据评估

（1）个例报告整体评估

个例报告是安全性分析的基础。在整个临床研发过程中，个例报告，特别是针对严重不良事件的病例评估，对于了解试验药物的安全性有相当重要的作用。对一个或多个严重不良事件报告或特别关注不良事件报告进行深入细致的评估，对于检出新的安全性信号至关重要。评估个例报告时，需要考虑以下因素：

①报告；

②报告者；

③怀疑药物；

④可疑不良事件；

⑤用药原因；

⑥患者信息；

⑦时间关系；

⑧不良事件转归；

⑨相关病史；

⑩并用药物。

对于个例报告的因果关系评价，主要应用于判断是否向监管部门报告，而不是用于信号评价。安全性信号相关性的确定需建立在临床判断与基于所有个例报告的汇总数据分析相结合的基础上，以实现信号监测的持续开展。对于不适合采用汇总分析方法的罕见或少见事件，采用研究者因果关系判断可能十分重要。如图 9-5 所示，标准化安全医学评价和自动化因果关系分析，在信号筛选或信号验证过程中可实现更快的串行案例评估，缩短串行案例评估时间，大大提高处理效率，节省时间和成本，同时降低风险，提高评估信心水平，增加透明度。

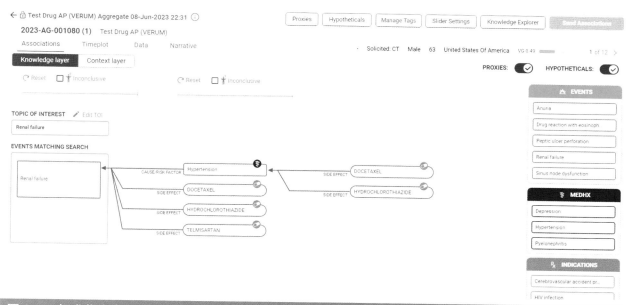

图 9-5 标准化安全医学评价和自动化因果关系分析界面（引自 ArisGlobal 的 LifeSphere Clarity 系统模块）

　　严重药物性肝损伤评估（eDISH）在临床中用来检测药物性肝损伤（Drug-Induced Liver Injury，DILI），是早期检测是否符合 Hy's 定律的常用工具。Hy's 定律是 Hyman Zimmerman 博士在 1978 年提出的一个判断药物性肝损伤发病率和病死率的标准。研究表明，同时满足以下 3 个要点的患者发生严重药物性肝损伤的发生率预计超过 10%：①谷丙转氨酶（ALT）或谷草转氨酶（AST）检测值高达正常值上限的 3 倍以上；②总胆红素（TB）大于正常值上限的 2 倍以上，但是不伴有胆汁淤积 – 碱性磷酸酶（ALP）；③排除已知其他病因如甲肝、乙肝或肿瘤肝转移等。美国统计学会生物制药安全工作小组联合多学科专家已开发一套可交互的工具，供临床研究使用（图 9-6）。

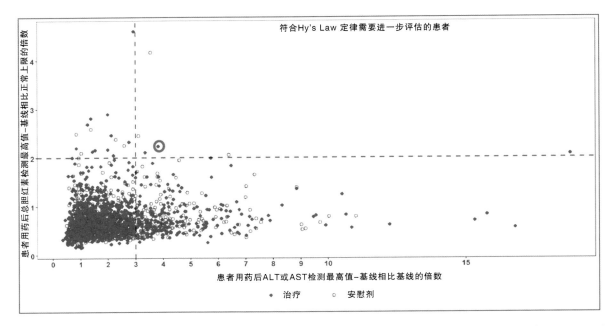

注：图中每个点代表每个患者用药后检测值最高的 ALT 或 AST（横坐标）和总胆红素（纵坐标）相比正常上限的倍数。出现在右上象限的患者为符合 Hy's law 定律需要进一步评估的患者。

图 9-6　潜在 Hy's 定律患者判断

（来源：https://healthpolicy.duke.edu/sites/default/files/2022-09/Advancing Premarket Safety Analytics Final Slide Deck.pdf）

评估安全性汇总数据可以了解不断变化的安全性信息情况，特别是监测潜在安全性信号，需要全面了解研究药品和临床研究患者人群，包括相关人群亚组的现有安全数据，以及特定不良事件的风险因素。在汇总数据的时候需要考虑如下因素：

①具有相似研究设计的研究数据（如剂量、持续时间、获取和确定不良事件的方法及人群）；

②罕见不良事件的所有研究数据要单独列出；

③特别关注事件的发生率；

④药物相关的严重不良事件，导致停药或剂量改变的事件发生率；

⑤可用于识别具有特定毒性风险的实验室检查值异常；

⑥按地理区域或种族划分的研究。

（2）安全性数据分析

1）基于 SOC 分析组间差异

如图 9-7 所示，每一个方块代表一种不良事件。将同一系统的不良事件排列在一起，并以半透明的方式标记其系统归类名称。方块大小与此类不良事件发生数成正比，方块越大表示该种不良事件总发生数目越多；反之，方块越小则表示该种不良事件发生数越少。方块的颜色为红色表示该不良事件试验组发生数目多于对照组，绿色表示该不良事件对照组发生数目多于试验组。方块颜色深浅与该不良事件发生数目由组间差异 p 值决定。p 值越小，颜色越深，代表组间差异显著性越高。这种图形表达方式可以给读者以强烈的视觉冲击。

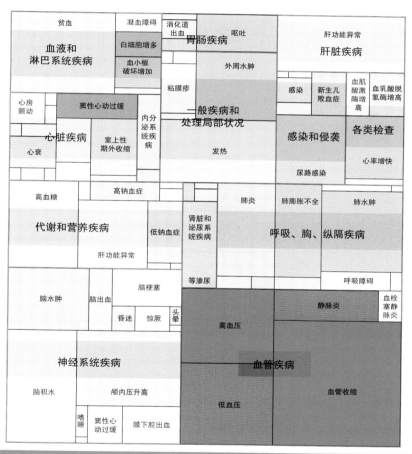

图 9-7　树图（袁延楠 等，2012）

　　2）利用森林图甄别不良事件的发生率

　　根据研究目的，在森林图中按照一定规律对不良事件进行排序，可以直观、突出地显示最需要关注的不良事件。例如，在临床研究中，当目的是描述发生率较高的不良事件时，就可以利用森林图按照发生率由高到低对不良事件进行排序（图 9-8）。

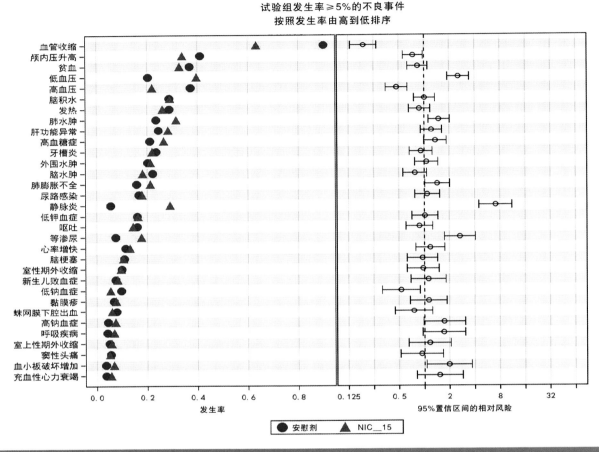

图 9-8　不良事件发生率及相对风险图（袁延楠 等，2012）

3）利用生存分析模型观测不良事件的累积

不良事件为了观察随着时间变化受试者发生某不良事件的风险，可以对不良事件数据进行生存分析。采用生存分析模型计算不良事件累积率，可以避免低估风险。但该方法只能针对某一重点关注的不良事件作生存分析。如图 9-9 所示，可以得知静脉炎集中在研究开始后 17 天内发生，主要集中在前 14 天内，这与研究的用药时间相符，而且试验组静脉炎的发生速度远超过安慰剂组，提示该药物在用药期间可能诱发静脉炎。

4）火山图

火山图也可以用来展示两组间差异，并且可以基于统计方法如比值比（Odds Ratio）或风险比（Hazard Ratio）展示。两组间风险差异相对大的事件会分布在中线的两侧，垂直距离用来衡量差异的显著性。可以基于统计学设定的阈值来关注相应的信号（图 9-10）。

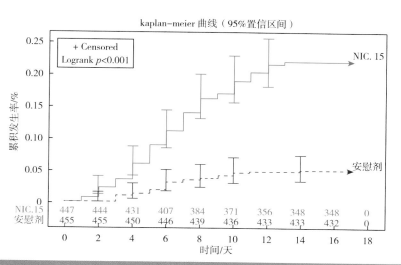

图 9-9　静脉炎发生时间的 Kaplan-meier 曲线（袁延楠 等，2012）

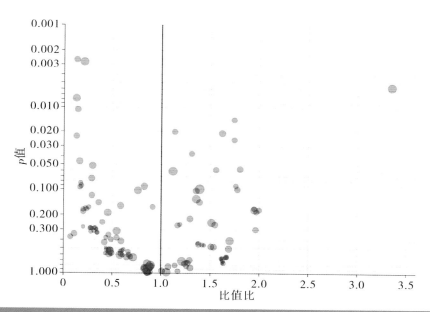

图 9-10　火山图（Buchanan et al.，2023）

9.4　信号验证流程

信号验证的流程如图 9-11 所示。

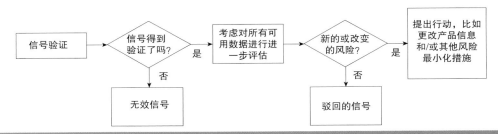

图 9-11 信号验证流程（European Medicines Agency，2017）

信号检测过程中，需要对引发关注的某组病例或不太常见的单个病例报告进行进一步评估，确认是否为一个信号。一旦上述步骤完成后，信号则转变为"已确定"信号、"已驳回"或"不确定"的信号。在验证信号时，应该考虑以下因素：

①在大多数报告中，首剂量至事件发生时间有很强的时间理性；

②去激发（无纠正治疗时）和再激发的结果为阳性；

③足够多的报告显示无其他因素可解释相关性，如合并药物、相关病史、患者的年龄或环境因素；

④不良事件与怀疑药物间有明确的药理学、生物学或药代动力学相关性；

⑤有剂量相关性；

⑥在报告的病例中观察到一些关于症状／体征的一致性；

⑦报告的症状／体征和相关的实验室检查符合医学定义和标准。

在随后的分析中应特别注意有效但未经确认的信号，可以适当地继续监测潜在的信号，直到有充足的证据确认信号为止。将信号验证结果更新至安全性信号汇总表（图 9-12）。

信号术语	检测日期	商品名	信号状态（正在进行的或已经关闭的）	关闭日期（针对已经关闭的信号）	信号来源	评估原因和主要数据总结	信号评估方法	已采取的或计划中的行动

图 9-12 审阅过程中初步识别的信号记录至安全性信号汇总表示意图

参考文献

[1] 国家药品监督管理局. 药物警戒质量管理规范 [EB/OL]. (2021-05-07)[2024-02-06]. https://www.

gov.cn/zhengce/zhengceku/2021-11/29/content_5654764.htm.

[2] 国家药品监督管理局药品审评中心. 临床试验中的药物性肝损伤识别、处理及评价指导原则 [EB/OL]. (2023-07-07)[2024-02-06]. https://www.cde.org.cn/main/news/viewInfoCommon/c52487dac83ed5d20fe282d76c74e02d.

[3] 袁延楠, 姚晨, 阎小妍, 等. 临床试验中不良事件数据的可视化评价 [J]. 中国新药杂志, 2012, 21(6):647-653.

[4] BUCHANAN J. A new paradigm for safety data signal detection and evaluation using open-source software created by an interdisciplinary working group[J]. Therapeutic innovation regulatory science, 2021, 55(6):1214-1219.

[5] BUCHANAN J. Important considerations for signal detection and evaluation [J]. Therapeutic innovation and regulatory science, 2023, 57(4): 865-874.

[6] EUROPEAN MEDICINES AGENCY. Guideline on good pharmacovigilance practices (GVP)-Module IX-Signal management (Rev 1)[EB/OL]. (2017-11-22)[2024-02-06]. https://www.ema.europa.eu/en/documents/scientific-guideline/guideline-good-pharmacovigilance-practices-gvp-module-ix-signal-management-rev-1_en.pdf.

[7] RAINE J. CIOMS VIII report practical aspects of signal detection in pharmacovigilance: Report of CIOMS working group VIII[M]. CIOMS, 2010.

推荐人寄语

清晰呈现了数据可视化在信号监测、信号评估中的应用,并提供了实例,是非常实用的参考材料。

百济神州药物安全和药物警戒负责人(生物科技单元) 袁园

第 **10** 章
真实世界数据及真实世界研究可视化

10.1 真实世界研究概述

10.1.1 真实世界相关定义及指南

近年来，如何利用真实世界证据（Real World Evidence，RWE），或者将其作为随机对照试验（Randomized Controlled Trial，RCT）的辅助证据，用来评价药物的有效性和安全性，已成为全球相关监管机构、制药工业界和学术界共同关注且具挑战性的热点问题。

对于真实世界相关的定义，各个地区和国家都不尽相同。2018 年，美国食品药品监督管理局（FDA）在其《真实世界证据计划框架》（*Framework for FDA's Real-World Evidence Program*）中将真实世界数据（Real-World Data，RWD）定义为"从各种来源常规收集的、与患者健康状况和（或）医疗服务相关的数据"，将真实世界证据（RWE）定义为"通过分析真实世界数据得出的、关于医疗产品使用及潜在获益或风险的临床证据"。

2020 年，国家药品监督管理局（NMPA）发布《真实世界证据支持药物研发与审评的指导原则（试行）》中，对于真实世界数据（RWD）的定义与美国食品药品监督管理局（FDA）2018 年发布的《真实世界证据计划框架》中定义相似，为来源于日常所收集的各种与患者健康状况和 / 或诊疗及保健有关的数据。并强调并非所有的真实世界数据经分析后都能成为真实世界证据，只有满足适用性的真实世界数据才有可能产生真实世界证据。真实世界研究（RWS）的定义为针对预设的临床问题，在真实世界环境下收集与研究对象健康状况和 / 或诊疗及保健有关的数据（真实世界数据）或基于这些数据衍生的汇总数据，通过分析，获得药物的使用情况及潜在获益 – 风险的临床证据（真实世界证据）的研究过程。真实世界证据（RWE）定义为通过对适用的真实世界数据进行恰当和充分的分析所获得的关于药物的使用情况和潜在获益 – 风险的临床证据。

中国的真实世界研究刚起步，2018 年 8 月，在第八届中国肿瘤学临床试验发展论坛上，吴阶平医学基金会和中国胸部肿瘤研究协作组携手发布《2018 年中国真实世界研究指南》。截至 2023 年年底，中国监管机构发布的真实世界研究的指南，包括：

- 2020 年 1 月，国家药品监督管理局发布首个真实世界研究相关指南《真实世界证据支持药物研发与审评的指导原则（试行）》。

- 2021 年 4 月，国家药品监督管理局药品审评中心发布《用于产生真实世界证据的真实世界数据指导原则（试行）》。

- 2023 年 2 月，国家药品监督管理局药品审评中心发布《药物真实世界研究设计与方案

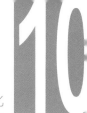

框架指导原则（试行）》。

- 2023 年 2 月，国家药品监督管理局药品审评中心发布《真实世界证据支持药物注册申请的沟通交流指导原则（试行）》。

- 2023 年 11 月，国家药品监督管理局药品审评中心发布《基于疾病登记的真实世界数据应用指导原则（征求意见稿）》。

除了以上真实世界研究的核心指导原则，国家药品监督管理局发布的与真实世界证据相关的指南还涉及罕见病药物、儿童药物、中药及医疗器械等领域，例如：

- 2020 年 8 月，国家药品监督管理局药品审评中心发布《真实世界研究支持儿童药物研发与审评的技术指导原则（试行）》。

- 2020 年 11 月，国家药品监督管理局发布《真实世界数据用于医疗器械临床评价技术指导原则（试行）》。

- 2021 年 12 月、2022 年 5 月及 2023 年 7 月，国家药品监督管理局药品审评中心分别发布《罕见疾病药物临床研发技术指导原则》《罕见疾病药物临床研究统计学指导原则（试行）》《罕见疾病药物开发中疾病自然病史研究指导原则》。

- 2022 年 4 月，国家药品监督管理局药品审评中心发布《基于人用经验的中药复方制剂新药临床研发指导原则（试行）》。

10.1.2　RWE 在药物生命周期中的作用

图 10-1 展示了 RWE 在药物的生命周期中可以提供的证据，以及证据需求的强度。与过去相比，现在采用 RWE 提供的证据在不断增加，包括在药物研发阶段，药物上市和随后的成长阶段，以及成熟阶段。

本章节总结了药物生命周期各个阶段常使用 RWD/RWE 的场景，在下文对可视化图表的应用场景进行阐述，包括：

①在研发期间，了解疾病特点，见 10.2.1 节；

②在研发期间，帮助临床研究进行患者招募，见 10.2.2 节；

③在药物研发期间，采用 RWD/RWE 支持药物监管决策，见 10.2.5 节；对于在 RWS 设计中常采用的模仿目标试验（Target Trial）设计，在 10.3.3 节介绍了通过可视化交互来探索纳排条件对研究的影响；

④在药物上市时，RWD 帮助了解疾病的药物经济学，包括疾病负担，治疗模式，市场现

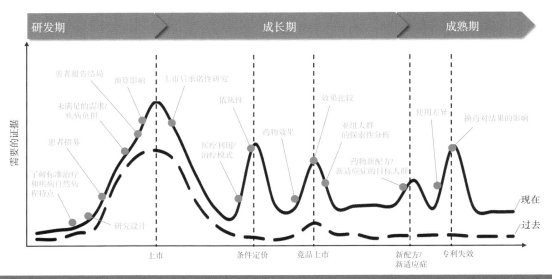

图 10-1　RWE 在药物生命周期中的作用（Cave，2016）

状，以及准入策略分析，这一部分可以参见 8.3 节；其中，临床实践中的治疗模式及处方模式，见 10.2.3 节；

⑤在药物上市后，根据监管要求进行上市后承诺性研究，包括有效性和安全性研究；RWD 在上市后安全性研究中应用较多，见 10.2.4 节，对于有效性研究，更多的与临床研究相似，可参考第 5 章统计分析可视化；

⑥在竞品上市后，进行效果比较，如间接比较，这一部分我们做了可视化交互，放在了第 10.3.1 节；

⑦生物标记物的分析贯穿药物研发及上市后的研究中，交互式分析工具可以帮助对生物标记物的分析展示，见 10.3.2 节。

10.2　RWE 在不同场景中应用的可视化展示

10.2.1　了解疾病特点，帮助药物研发

10.2.1.1　真实世界数据在了解疾病特点中的使用

在药物的研发阶段，可以使用真实世界数据了解标准治疗和疾病自然病程特点，例如：

①了解疾病的发病率及预后生存情况，包括对不同亚组的探索（年龄、基因、蛋白及代谢组学等），以及疾病的发病率和预后随时间的变化；

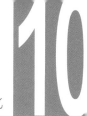

②了解疾病目前的治疗现状；

③疾病可能的预后影响因素。

这些真实世界数据 / 证据可以帮助我们：

①基于人群数据库刻画疾病的发生和分布；

②确认需要治疗的人群；

③确认疾病是否影响高风险人群，如儿童；

④确认未得到满足的医疗需求；

⑤确定疾病的患病率，特别是罕见疾病；

⑥确定新的目标人群，帮助新适应证申请。

10.2.1.2　案例

以下将列举一些常见的可视化图表进行展示，这些案例并不能涵盖所有场景和目的，但是能帮助我们了解不同场景中可视化图表的应用。有些场景下，图表的方式并不是唯一的，只要满足相应的数据特点，可以采用不同的图表进行展示。

①基于人口学数据库信息，采用柱状图（Bar Chart）（图 10-2）描述不同地区的 ECOG PS 评分[①]分布情况，来探索研究人群 ECOG PS 评分分布是否符合整体人群中 ECOG PS 评分的分布。

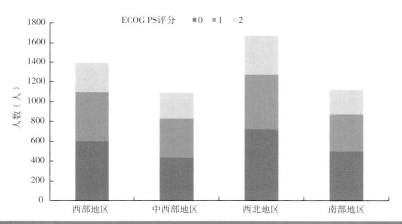

图 10-2　某疾病人群中 ECOG PS 评分在不同地区的分布

---

① 患者体力状态评分，由东部肿瘤合作组织（Eastern Cooperative Oncology Group，ECOG）制定，用于评价患者的活动状态（Performance Status，PS）。

②采用线条图（Line Plot）（图 10-3）描述疾病的发生率随时间变化情况。该图呈现总体和不同年龄段的发病率，直观地展示发病率是否随时间改变，以及不同年龄组的发病率是否一致。

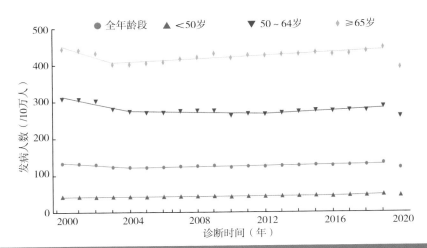

图 10-3　某疾病发病率随时间变化情况

③采用平行坐标图（Parallel Coordinates Plots）比较采用 3C 方法聚类后多个变量（如基线 / 生物标志物）的特点，以及不同组间的关系（图 10-4）。采用不同的颜色对每个队列的标准化临床指标的中位值进行连接，直观展示每个队列的临床特点，以及队列之间的相对关系。

④采用河流图（Streamgraph）（图 10-5）展示在 COVID-19 流行期间不同国家 / 地区的每日有冠状病毒诊断的死亡患者人数，并用不同颜色区别不同地区和国家。直观展示了死亡出现的高峰时间和地区，帮助了解疾病流行特点。

⑤圆形柱状图（Circular Barplot）是柱状图的另一种呈现方式，图 10-6 展示了基因与代谢性状中的关系的大小、方向等特点。每个柱状图表示了不同代谢性状，柱状图的大小代表了线性回归的估计效应的大小，颜色代表了效应的方向，如果效应是统计显著的，则用实心表示，否则用空心表示。

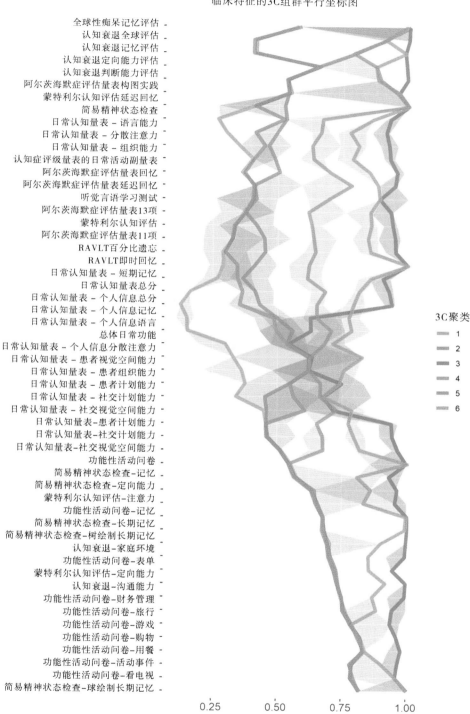

图 10-4　临床特征的平行坐标图（Mitelpunkt et al., 2020）

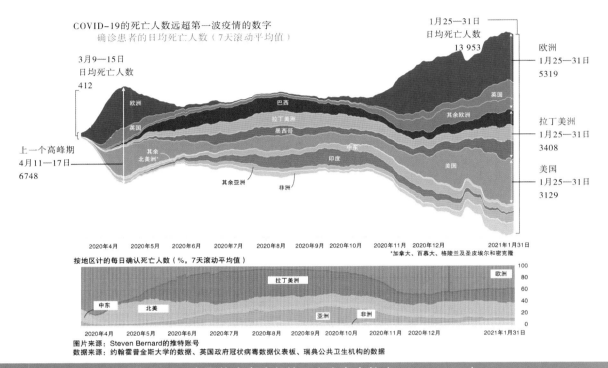

图 10-5 有冠状病毒诊断的死亡患者人数（Jack，2021）

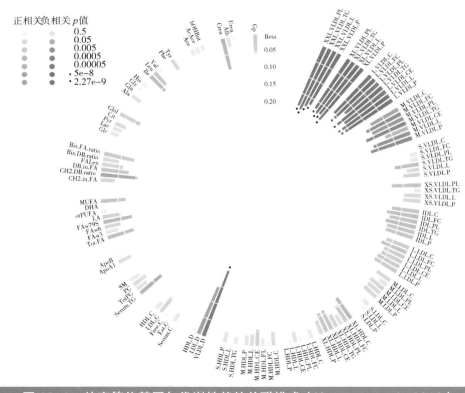

图 10-6 特定等位基因与代谢性状的关联模式（Kettunen et al.，2016）

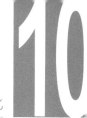

⑥采用热力图和树状图（Heatmap & Dendrogram）结合的方式展示多个变量之间的关系。图 10-7 采用不同的颜色和深浅代表每两个变量之间相关的方向和强度，同时根据变量的相关性对变量进行聚类。可以帮助解释变量间的关系，以及对变量降维提供思路和依据。

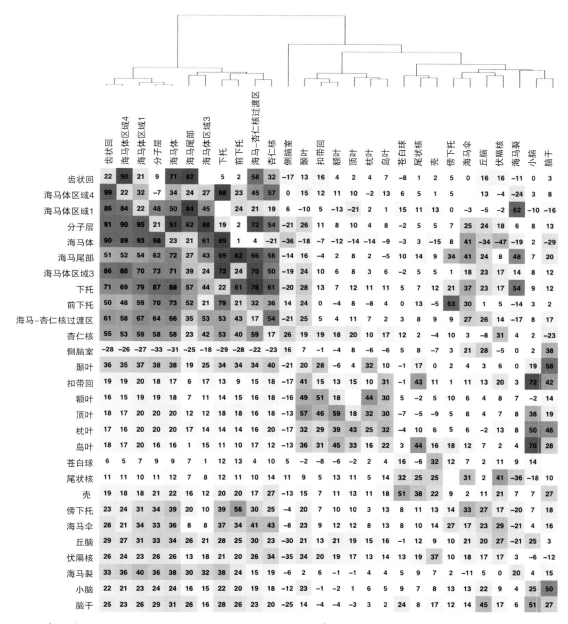

注：所有的相关系数均乘以 100。下三角（绿 - 橙）表示体积大小的相关性，上三角（蓝 - 红）显示基因相关性，对角线为遗传率。上方树形图中的表示顺序是使用 Ward's D2 方法进行分层聚类确定的。

图 10-7　海马亚区与皮质以及下皮质感兴趣区域的体积的相关矩阵（Dennis et al., 2020）

10.2.2   支持患者招募

10.2.2.1   真实世界数据在患者招募中的使用

真实世界数据可以评估给定纳排条件下临床试验设计的可行性，同时可以提高患者招募效率。这里主要采用真实世界的数据来帮助指导或优化患者招募：利用 RWD 找出潜在符合纳排条件的患者分布，从而帮助选择研究机构，以提升招募速度。

10.2.2.2   案例

（1）采用真实世界数据了解患者分布

图 10-8a 通过地区分布热力图了解满足临床试验纳排条件的患者在不同地域的分布情况，从而评估试验的可行性，同时根据满足临床试验纳排条件的患者数量分布，帮助临床试验研究机构进行位置的选择。图 10-8b 通过地图分布图了解入组中心一定范围（如直径 5 km）内潜在符合临床试验纳排条件的患者数量，以及研究者诊疗的患者数量，来评估研究机构的入组潜力和目前的入组情况，并且可以尝试联系到治疗符合纳排条件患者的医生，进而推荐患者入组。

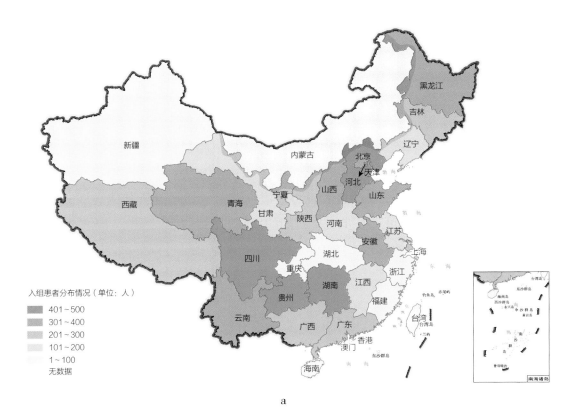

a

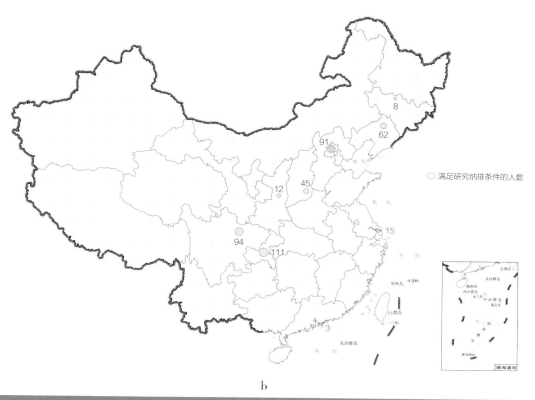

b

图 10-8　某数据库中满足条件的患者分布

（2）采用真实世界的数据优化入组条件

采用真实世界的数据进行分析发现，许多方案里共同的纳排标准，包括排除基于几个实验室检查值，对试验 HR（风险比）可能只有非常小的影响。当使用数据驱动的方法来扩大限制性纳排标准，符合条件的患者平均增加了一倍以上，总生存 HR 的数值平均下降 0.05。这表明很多在最初的试验标准下不符合条件的患者也可能潜在获益。通过分析其他类型的癌症数据和来自不同临床试验患者安全数据可进一步支持我们的发现。

图 10-9 为单个纳排规则的影响。图 10-9a、图 10-9b 展示了不同的非小细胞肿瘤（NSCLC）试验的纳排条件下，总体生存风险比的夏普利值（Shapley Value）（图 10-9a）和符合条件的患者数量的变化（图 10-9b）。图 10-9a 中，红色表示所示规则的纳入增加了风险比；蓝色表示该规则的纳入降低了风险比。图 10-9b 显示了在每个试验中被每种标准排除的患者比例。

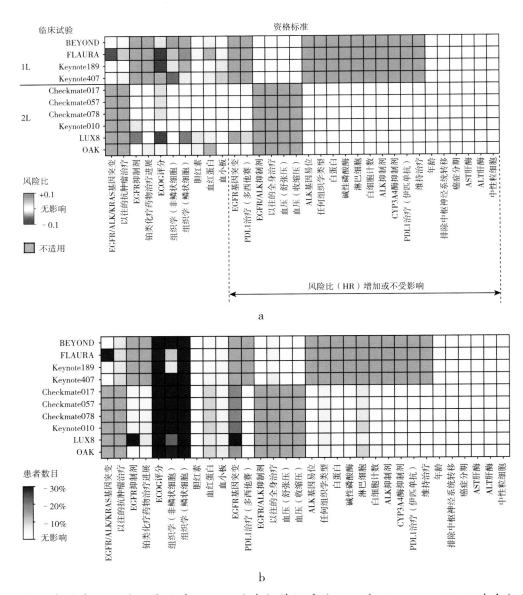

注：1L 为一线治疗；2L 为二线治疗；CNS 为中枢神经系统；Pt 为 platinum；WBC 为白细胞计数。CNS metastasis exclude 为排除有中枢神经系统转移的患者。

图 10-9 单个纳排规则的影响（Liu et al., 2021）

10.2.3 治疗模式及处方模式

10.2.3.1 真实世界数据在治疗模式、处方模式中的使用

治疗模式、处方模式研究可以利用市场销售数据、电子健康数据及医保数据等真实世界数据进行探索。在上市前可以描述疾病治疗模式，包括其随时间的变化；在上市后可以使用处方

信息，探索药物使用方式（如用法用量）与药物说明是否一致。

10.2.3.2 治疗模式相关案例

①利用医保数据库，采用柱状图描述不同时间某疾病患者一线治疗方案比例，标识治疗模式的变化，可用于评估研究中对照组的设置（图 10-10）。

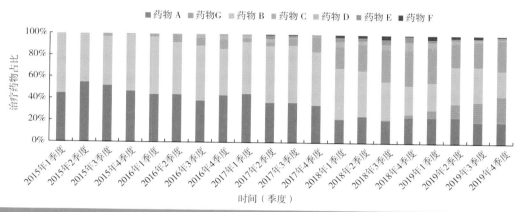

图 10-10　某疾病患者治疗方案随时间的分布

②利用医保数据库信息，采用桑基图（Sankey Diagram）描述某患者从一种治疗模式到另一种治疗模式的非线性流动路径（图 10-11）。

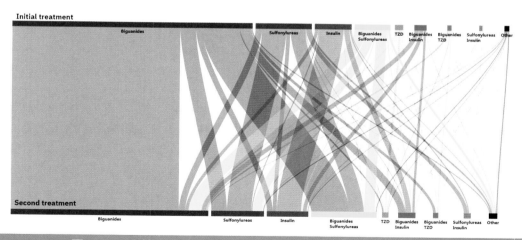

图 10-11　某疾病患者从一种治疗模式到另一种治疗模式的转变

（图片网址：https://www.merative.com/content/dam/merative/documents/brief/marketscan-research-databases-for-life-sciences-researchers.pdf）

③利用医保数据库数据，通过按月展示治疗药物的市场份额从而对治疗模式进行探索，采用堆积图（Stacked Area Chart）按月进行展示。不同的颜色表示不同的治疗模式（图 10-12）。

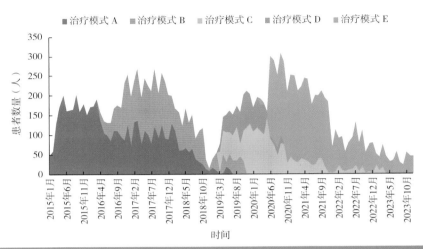

图 10-12　某疾病各治疗模式的患者数量随时间的变化

10.2.3.3　处方模式相关案例

美国国家医疗保险药品部分（Medicare Part D）项目是美国政府为老年人和残疾人提供的药物保险项目。为了提高医疗服务质量并降低成本，了解全美国范围内 Medicare Part D 的处方模式差异至关重要。学者 Rosenberg 等采用无监督聚类和 t 分布随机邻近嵌入（t-Distributed Stochastic Neighbor Embedding，t-SNE）等方法，通过数据可视化，使用 2013 年 Medicare Part D 的数据探讨全美国范围内 Medicare Part D 的处方模式差异。

图 10-13 的和弦图（chord diagram）中，以州为单位对医疗保险供应商进行排名，比较了 Medicare Part D 中全部医疗保险供应商（左侧灰色）和高索赔医疗保险供应商（右侧绿色）的排名，并用连线连接相应的州，不同的连线颜色代表排名的升高（红色）或降低（蓝色）。

该分析采用主成分分析（Principal Components Analysis，PCA）和 t-SNE 两种方法对至少有 1000 个医疗保险索赔的医疗保险供应商（$n=227,573$）及相应药物（$n=2791$；图 10-14a）或药物类别（$n=195$；图 10-14b）进行降维分析。图 10-14 展示了医疗保险供应商数据降维后的低维数据嵌入结果。在 PCA 投影中非常高密度的区域掩盖了处方模式的细微变化。相比之下，t-SNE 投影包括更多可分辨的群，细节清晰，可以更好地可视化和区分具有不同处方模式的提供者群集。其中由内科、家庭、老年医学和普通医学提供者组成的一个主要分组，其密度较高的区域反映了该子分组中的医疗保险供应商具有相似处方模式。

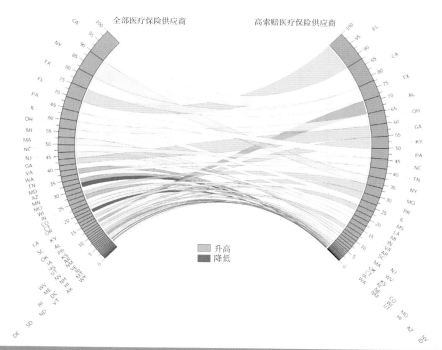

全部医疗保险供应商　　　　高索赔医疗保险供应商

升高
降低

图 10-13　Medicare Part D 提供者在不同地区的分布（Rosenberg et al., 2018）

a 医疗保险供应商×药物　　b 医疗保险供应商×药物类别

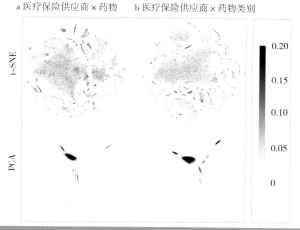

图 10-14　使用 *t*-SNE（上）或 PCA（下）方法对 Medicare Part D 医疗保险供应商数据降维后的二维密度图（Rosenberg et al., 2018）

　　对于图 10-14 中 *t*-SNE 聚类的索赔提供者和相应药物的特征向量密度投影，图 10-15 采用热力矩阵图展示了完整的医疗保险供应商—药物关系，对于医疗保险供应商处方模式的细节进行了可视化展示。图 10-15 右图的热力矩阵图显示处方模式。列是各个医疗保险供应商，从每个区域中随机选择 10 个，共 20 个区域。每行代表一种药物。所示药物是每个区域中最常开处方的前八名的并集。不同的颜色对应医疗保险供应商特定药物的索赔百分比（相对于他们的总索赔），白色表示无索赔。处方量（总索赔）和多样性（开具的独特药物数量）以条形图显示在热力矩阵图上方。其中，高亮的区域 N 为阿片类镇痛药索赔量高的医疗保险供应商。

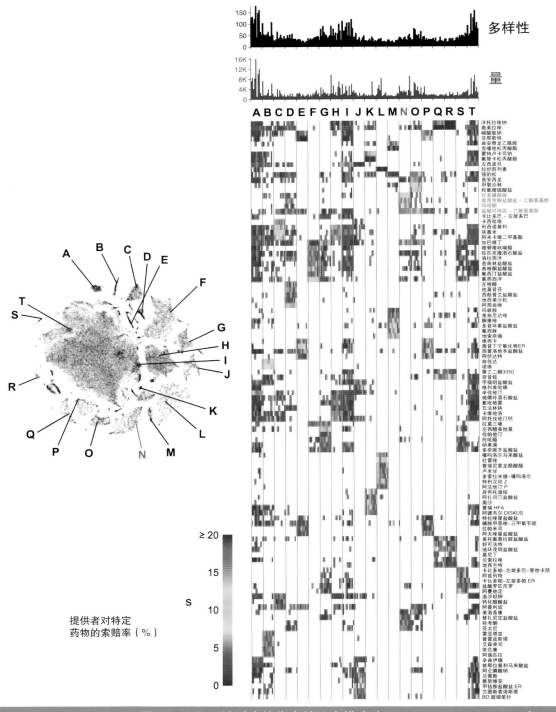

图 10-15　*t*-SNE 图——不同区域对应的代表性处方模式（Rosenberg et al., 2018）

综上，通过对全美国行政数据集处方数据的可视化。可以了解到美国国家医疗保险药品部分（Medicare Part D）项目中处方实践的地区差异，并根据整体处方模式（而非单一药物）捕捉这种多样性。使用 t-SNE 可视化算法可以增强对高维共同处方数据变化的分析和可视化。

10.2.4　上市后安全性研究

10.2.4.1　真实世界数据在上市后安全性研究的使用

上市后药品安全监测主要依赖于真实世界数据，需要综合使用多种统计分析方法。用于上市后监测的真实世界数据通常包括自发报告系统（Spontaneous Reporting System，SRS）、电子健康档案（Electronic Health Record，EHR）数据和保险索赔数据等。开发成熟、得到广泛应用的方法包括如比值失衡分析法、疫苗监测中的最大序贯统计检验方法等。基于不同方法下的不同指标，对于不同类别的安全性事件[首选语（Preferred Term，PT）、系统器官分类（System Organ Class，SOC）等]计算得到的信号探测结果在原始状态下依旧会被显示成大表格的形式——不利于阅读及快速地信息提取。通过"仪表盘"的形式，将不同的表格和过滤器集结在一起的可视化形式有助于即时高效地对潜在安全性信号的展示和追踪，并方便后续的信号确认。

10.2.4.2　案例

（1）安全信号探查及确认

图 10-16 所示的用户界面展示了对于某一产品上市后安全性事件（PT）的安全性信号探查。将比值失衡分析法下的 EB05、PRR 等指标排序，可快速识别到发生率较高的不良事件（Adverse Event，AE）。点击所对应的 PT，可进一步展现该 PT 对应的报告及 PT 发生率的历史同期比较趋势以供药物警戒科学家判别。

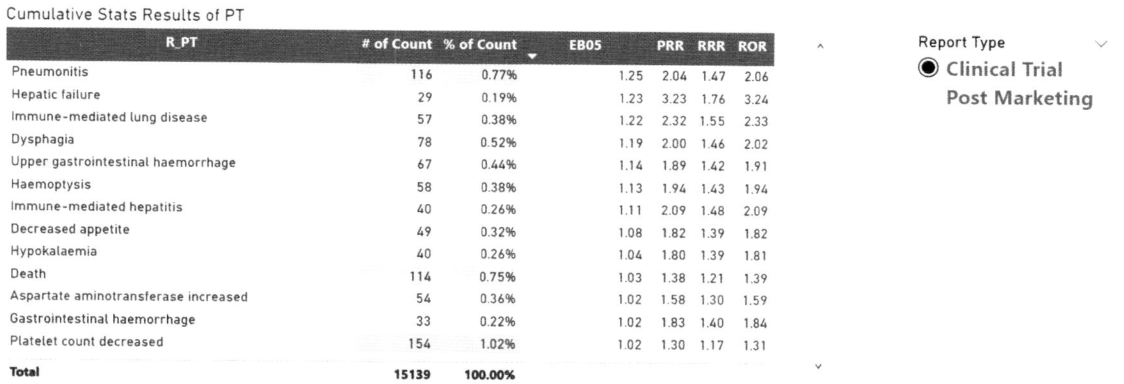

Cumulative Stats Results of PT

R_PT	# of Count	% of Count	EB05	PRR	RRR	ROR
Pneumonitis	116	0.77%	1.25	2.04	1.47	2.06
Hepatic failure	29	0.19%	1.23	3.23	1.76	3.24
Immune-mediated lung disease	57	0.38%	1.22	2.32	1.55	2.33
Dysphagia	78	0.52%	1.19	2.00	1.46	2.02
Upper gastrointestinal haemorrhage	67	0.44%	1.14	1.89	1.42	1.91
Haemoptysis	58	0.38%	1.13	1.94	1.43	1.94
Immune-mediated hepatitis	40	0.26%	1.11	2.09	1.48	2.09
Decreased appetite	49	0.32%	1.08	1.82	1.39	1.82
Hypokalaemia	40	0.26%	1.04	1.80	1.39	1.81
Death	114	0.75%	1.03	1.38	1.21	1.39
Aspartate aminotransferase increased	54	0.36%	1.02	1.58	1.30	1.59
Gastrointestinal haemorrhage	33	0.22%	1.02	1.83	1.40	1.84
Platelet count decreased	154	1.02%	1.02	1.30	1.17	1.31
Total	15139	100.00%				

Report Type
◉ Clinical Trial
　 Post Marketing

图 10-16　基于自发报告系统数据的安全信号探查"仪表盘"界面

（2）真实世界数据持续的安全性信号监测

电子健康记录数据和保险数据等真实世界数据库常带有对同一个体在不同时间上的纵向观测。利用纵向数据的时间信息可以进行连续监测，进一步增强发掘潜在安全性信号的能力。序贯概率比检验法（Sequential Probability Ratio Test，SPRT）是处理连续监测问题的主要统计分析方法。常见的 SPRT 包括最大化 SPRT（MaxSPRT）和条件 MaxSPRT（CMaxSPRT）。MaxSPRT 和 CMaxSPRT 的核心在于通过连续地进行观察与期望分析（Observed vs. Expected Analysis）来生成信号，通过对比对数似然比值和阈值来比较观察事件数和期望事件数，当观察事件数超过期望事件数时，一个潜在的安全信号就产生了。SPRT 类方法的计算方式比比值失衡分析法更加复杂，阳性信号的评判标准也并非固定值，因此在理解和解读上会对非统计和分析背景的研究者造成一定困难。可视化 SPRT 方法的结果可以更好地帮助研究者理解结果。

图 10–17 是一个使用 MaxSPRT 和 CMaxSPRT 连续性检测 HPV 疫苗在 18~27 岁（不包含 27 岁）成年亚群中的过敏反应的可视化。可以看到，MaxSPRT 在第 60 周生成唯一一个信号，检验统计量略大于阈值，可以被判定为一个潜在的安全性信号。但由于当历史数据中的不良事件数很少时，该方法对预期值估计的变异性就会增大，会表现出的假阳性过高的问题。针对这一问题的改进，Li 等提出了 CMaxSPRT 方法。从图 10–17 对 CMaxSPRT 结果的可视化中可以看到，CMaxSPRT 指标从未超过阈值，并未产生安全性信号。

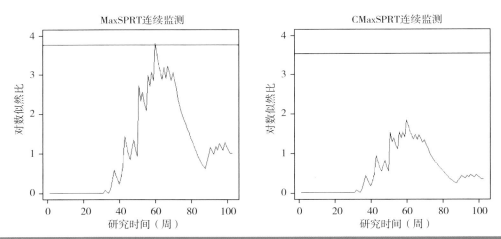

图 10-17　序贯概率比检验法的对数似然比（Li et al., 2010）

（3）两个治疗之间的安全性比较

上述例子中提到的比值失衡分析法和 SPRT 法，常用于比较某一药物使用者和非该药物使用者某一安全性事件的发生率是否接近来进行安全性信号的探测，常用在大型的真实世界数据库中。在药物安全研究中，基于小规模的数据库，对同一类药物的两个的不同药品或对同一适应证的两类药品的安全性比较往往能从另一角度提供更多的信息和证据。在这种情境中，可以使用热力图（如图 10-18）或散点图（如图 10-19）进行可视化，以提供更加直观的信息。图 10-18 的热力图通过横纵坐标对不同的安全性事件及严重等级进行了细分，通过单元格的颜色对量化的发生比率进行可视化，这样的表达形式更加直观地突出了两个用药的安全性差异大的事件和严重等级。图 10-19 的散点图通过散点横纵坐标位置信息表达对于同一个安全性事件在不同治疗方案上的相对比例差异及 Fisher 检验的 p 值，同时又通过散点大小表达发生率大小。这样的可视化形式相对于传统的表格表达也更为简洁直观。

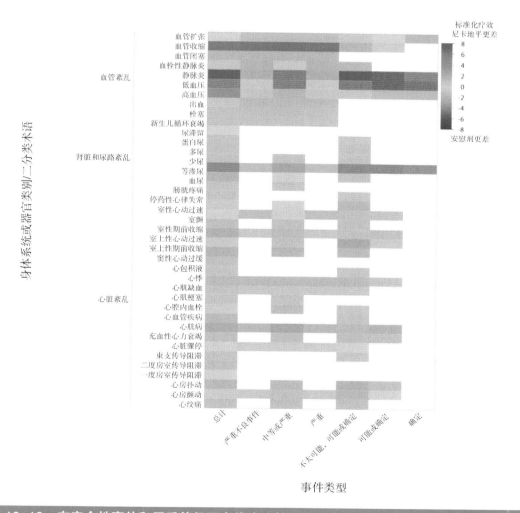

图 10-18　在安全性事件和严重等级两个维度比较两个治疗组的热力图（Zink et al., 2018）

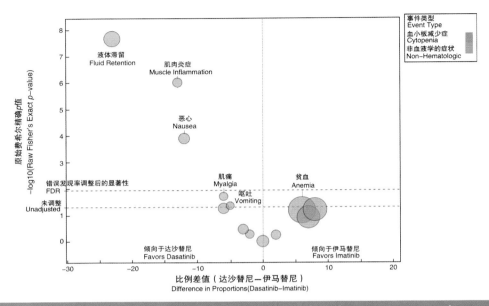

图 10-19　比较两个治疗组的安全性结局的散点图（Zink et al., 2018）

10.2.5　真实世界证据用于支持药物监管决策

10.2.5.1　真实世界证据在药物监管决策中的作用

《真实世界证据支持药物研发与审评的指导原则（试行）》中明确指出真实世界证据可以用于以下范围，包括但不限于：

①为新药注册上市提供有效性和安全性的证据；

②为已上市药物的说明书变更提供证据；

③为药物上市后要求或再评价提供证据；

④名老中医经验方、中药医疗机构制剂的人用经验总结与临床研发。

到目前为止，真实世界证据的案例中，主要采用干预性研究和观察性研究的设计。其中对于干预性研究，较多采用外部对照臂的单臂研究设计。无论是单臂研究还是观察性研究，在进行有效性分析前，都需要对两个臂的基线进行评估并调整，以保证因果推断的可靠性。

在基线评估时，我们可以采用可视化的方法帮助展示和判断基线平衡情况。

10.2.5.2　案例

①采用柱状图（Bar Chart）、雷达图（Radar）等描述分值的图来展示基线调整前后变量的均值（如标准化均数差 SMD）或比例，以及连续变量的方差。图 10-20 雷达图中，蓝色和红色表示基线调整前和调整后两组 SMD。

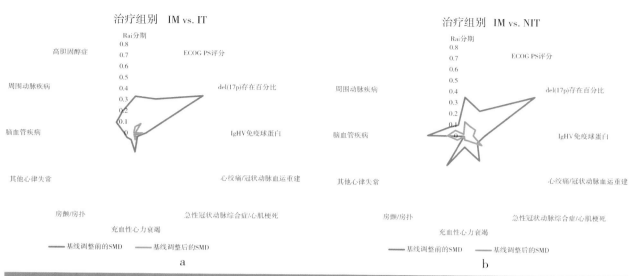

图 10-20　前后变量的标准均数差的雷达图（Mato et al., 2023）

②采用非参密度图（Density Plots）和经验累计分布函数（Emperical Cumulative Distribution Function）描述匹配和未匹配样本中治疗和未治疗受试者的年龄分布。

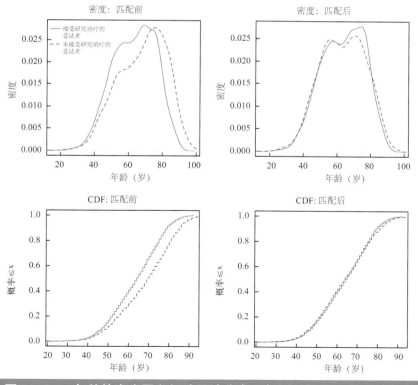

图 10-21　年龄的密度图和经验累计分布函数（Austin et al., 2009）

10.3 真实世界数据的可视化交互

在药物研发流程中，基于真实世界数据的可视化交互，可以根据不同的问题或者交互进行探索和操作。交互式分析通过可视化交互界面来辅助用户对大规模复杂数据进行查看、理解和推断。这一过程可以通过图表、图形、文本的混合和匹配来完成。

可视化交互可以通过改变屏幕空间（移动、缩放、高亮等）、改变数据值空间（如通过过滤条件改变数据范围）、指定数据结构、设置可视化参数空间（如颜色、大小）等方式完成，上述所有案例均可根据需求进行交互操作。

在药物研发过程中，根据不同的需求有很多使用可视化交互的场景。下面，我们将列举几个对于复杂数据使用可视化交互的应用场景。

10.3.1 间接比较

间接比较，包括网状荟萃分析（Network Meta Analysis），匹配调整间接比较（Matching-Adjusted Indirect Comparison，MAIC）等方法，是上市后研究中的一个强大工具，常被用于药物经济学评估、事后研究等。该类方法虽然实施步骤较为复杂，但流程上存在一定类似性。开发可视化交互界面可为分析带来效率上的提升，为结果解读带来沟通上的便捷。图10-22是一个以MAIC为例的可视化用户交互界面。该界面底层连接了临床试验数据库，前端可导入竞品的数据，通过界面选择和调整需要匹配的极限变量，并基于前端输入信息，直接生成MAIC的比较结果。

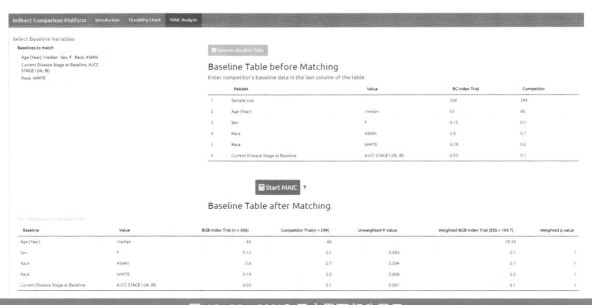

图 10-22　MAIC 用户界面部分展示

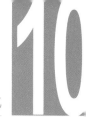
10.3.2　生物标记物交互分析工具

生物标志物分析往往包含着大量的亚组分析，而其中只有极少一部分的结果具有进一步分析的意义。这意味着需要提供成百上千张表格图片并在其中找到有价值的生物标志物，且对其做下一步的分析。

图 10-23 为基于 R shiny[1] 开发的生物标记物交互分析工具（Biomarker Interactive Profiler，BIP），通过交互性的设计大大简化上述流程，研究人员只需在下拉列表中勾选不同的生物标志物和分析选项便可轻易完成探索性分析并生成可视化结果。

以实体瘤试验为例，BIP 提供的主要分析结果有：

①患者的人口统计表；

② cox 比例风险模型和生存分析模型分析结果；

③ KM 曲线（包括 PFS、OS、ORR 和 DCR 曲线，基于 log-rank 的 p 值）；森林图（危害比）；箱型图（基于两组 Wilcoxon 秩和检验的 p 值，两组以上方差分析）。

Biomarker Interactive Profiler

Study: Cutoff Date　　　　　　　　　　　TableOne　　　　Select TableOne Columns

BGB-TEST: 2010-10-28　▾　📨 Choose　　⬇ Download　　Characteristic, Total: Treatment (N=6 ▾)　　📨 Choose Columns

Characteristic	Total: Treatment (N=68)	Total: Control (N=32)	BTMB: Treatment (N=22)	BTMB: Control (N=8)	TTMB: Treatment (N=52)	TTMB: Control (N=27)	PDL1: Treatment (N=68)	PDL1: Control (N=30)	BMUTAT: Treatment (N=22)	BMU Con (N=8
Age										
n	68	32	22	8	52	27	68	30	22	8
Mean (SD)	61.03 (6.913)	60.31 (7.864)	62.27 (7.472)	56.62 (6.802)	61.17 (6.694)	59.89 (7.924)	61.03 (6.913)	60.80 (7.814)	62.27 (7.472)	56.6
Median	62.50	62.00	64.50	56.50	62.50	62.00	62.50	63.00	64.50	56.5
Q1, Q3	56.75, 66.00	55.75, 65.25	60.25, 66.00	52.00, 59.00	56.75, 66.00	55.50, 65.00	56.75, 66.00	56.50, 65.75	60.25, 66.00	52.0
Min, Max	42.0, 74.0	37.0, 72.0	48.0, 74.0	47.0, 69.0	42.0, 74.0	37.0, 72.0	42.0, 74.0	37.0, 72.0	48.0, 74.0	47.0
Pooled Age Group 1										
<65 years	44 (64.7)	20 (62.5)	11 (50.0)	7 (87.5)	33 (63.5)	18 (66.7)	44 (64.7)	18 (60.0)	11 (50.0)	7 (87
>=65 years	24 (35.3)	12 (37.5)	11 (50.0)	1 (12.5)	19 (36.5)	9 (33.3)	24 (35.3)	12 (40.0)	11 (50.0)	1 (12
Sex										
F	2 (2.9)	3 (9.4)	0 (0.0)	0 (0.0)	2 (3.8)	3 (11.1)	2 (2.9)	2 (6.7)	0 (0.0)	0 (0.
M	66 (97.1)	29 (90.6)	22 (100.0)	8 (100.0)	50 (96.2)	24 (88.9)	66 (97.1)	28 (93.3)	22 (100.0)	8 (10
Histologic Grade at Baseline										
<MISSING>	17 (25.0)	11 (34.4)	7 (31.8)	2 (25.0)	14 (26.9)	10 (37.0)	17 (25.0)	10 (33.3)	7 (31.8)	2 (25
G1 - WELL-DIFFERENTIATED	1 (1.5)	0 (0.0)	1 (4.5)	0 (0.0)	0 (0.0)	0 (0.0)	1 (1.5)	0 (0.0)	1 (4.5)	0 (0.

---

① Shiny 是 R 语言中用于构建交互式网络应用程序的包。

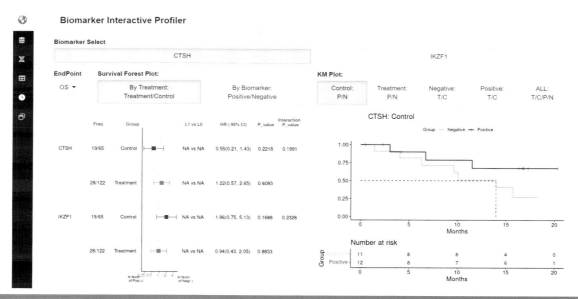

图 10-23 生物标记物交互分析工具用户界面

10.3.3 通过交互式网页模拟目标研究

目前开展的 RWS 仍然存在诸多局限性，因此改进传统 RWS 设计的策略之一是仿照随机对照试验（Randomized Controlled Trial，RCT）开展观察性研究（又称 RCT 仿真或模拟目标研究），既借鉴了 RCT 设计优势，增强了因果推断的强度，又保留了 RWS 的代表性，可以作为打通药品上市前与上市后证据链的桥梁，为医疗决策提供合理的证据支撑。

由于临床试验苛刻的入排标准，真实世界数据中的患者中有很大一部分不满足入排标准。Kwee 等（2023）应用模拟目标研究来探索入排标准对随机对照试验主要结果的潜在影响。在入排条件和基线匹配模型选择的探索上，有可能会进行数量繁多的尝试。如 10.2.2.2 节第 2 个案例中提到的不同的纳排对于主要结果的影响。

图 10-24 示范了一个应用模拟目标研究来探索入排标准对随机对照试验主要结果的潜在影响的研究，由于入排选择的排列组合非常多样，作者开发了一个交互式界面用于实施。此类界面，可由医学研究者直接使用，避免了量化分析人员由于专业知识上的缺失带来的盲目探索。界面中即时的结果报告，也提高了分析和沟通的效率。

于 2018 年启动的 RCT DUPLICATE 项目（石舒原 等，2022）旨在探索 RWE 研究在多大程度上可以模拟 RCT 的结果，评估 RWE 研究在提供药物疗效证据方面的潜在作用，从而为确定真实治疗效果提供监管决策支持。

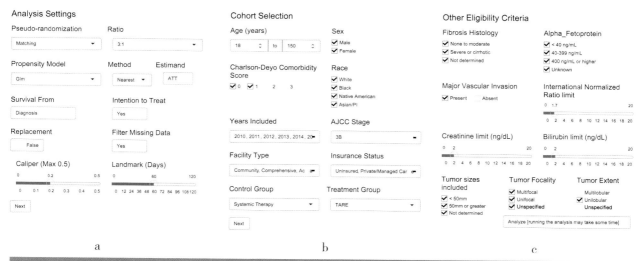

图 10-24 用于模仿目标试验的用户界面（Kwee et al., 2023）

　　RWD/RWE 在药物生命周期中的运用场景越来越广泛和多样，特别是用于支持上市前的药物研发。由于 RWD 数据的多样性，可视化的方式虽然在不同运用场景分析方法中有所不同，但是可以帮助我们在繁杂的数据中发现规律、提高效率。RWD 的应用在快速发展，可视化的应用也会更加多样，在将来我们会进一步更新，展示更多 RWD/RWE 的使用。

参考文献

[1] 石舒原, 刘佐相, 赵厚宇, 等. 真实世界证据与随机对照试验：RCT DUPLICATE 项目启动、实施、进展解读与启示（一）[J]. 中华流行病学杂志, 2022, 43(11):1828-1834.

[2] AUSTIN P C. Balance diagnostics for comparing the distribution of baseline covariates between treatment groups in propensity-score matched samples[J]. Statistics in medicine, 2009, 28(25):3083-3107.

[3] CAVE A. What are the real-world evidence tools and how can they support decision making?[EB/OL]. (2016-11-22)[2024-02-06]. https://www.ema.europa.eu/en/documents/presentation/presentation-what-are-real-world-evidence-tools-and-how-can-they-support-decision-making-dr-alison-cave_en.pdf.

[4]DENNIS M, JAROSLAV R, TOBIAS K, et al. Brain scans from 21,297 individuals reveal the genetic architecture of hippocampal subfield volumes[J]. Molecular psychiatry, 2020, 25:3053-3065.

[5] GALILI T. Categorize, cluster, and classify: A 3-C strategy for scientific discovery in the medical informatics platform of the human brain project[C]. Bled Slovenia, Springer, Discovery Science, 2014.

[6] Heatmap in R: Static and interactive visualization. Hierarchical clustering in R: The essentials[EB/OL].

[2024-02-06]. https://www.datanovia.com/en/lessons/heatmap-in-r-static-and-interactive-visualization/.

[7] JACK A, DODD D. FT Health: Lessons from the pandemic[EB/OL]. (2021-02-04) [2024-02-06]. https://www.ft.com/content/ecefdd36-dcae-42c1-ae73-8832cfae657b.

[8] KETTUNEN J, DEMIRKAN A, WÜRTZ P, et al. Genome-wide study for circulating metabolites identifies 62 loci and reveals novel systemic effects of LPA[J]. Nature communications, 2016, 7(1):11122.

[9] KWEE S A, WONG L L, LUDEMA C, et al. Target trial emulation: A design tool for cancer clinical trials[J]. JCO clinical cancer informatics,2023,7, e2200140-e2200140.

[10] LI L, KULLDORFF M. A conditional maximized sequential probability ratio test for pharmacovigilance[J]. Statistics in medicine, 2010, 29(2):284-295.

[11] LIU R, RIZZO S, WHIPPLE S, et al. Evaluating eligibility criteria of oncology trials using real-world data and AI[J]. Nature, 2021, 592(7855):629-633.

[12] MarketScan Research Databases for life sciences researchers[EB/OL] . https://www.merative.com/content/dam/merative/documents/brief/marketscan-research-databases-for-life-sciences-researchers.pdf.

[13] MATO A, TANG B, AZMI S, et al. A real-world study to assess the association of cardiovascular adverse events (CVAEs) with ibrutinib as first-line (1L) treatment for patients with chronic lymphocytic leukaemia (CLL) in the United States[J]. EJHaem, 2023, 4(1):135-144.

[14] MITELPUNKT A, GALILI T, KOZLOVSKI T, et al. Novel Alzheimer's disease subtypes identified using a data and knowledge driven strategy[J]. Scientific reports, 2020, 10(1):1327.

[15] ROSENBERG A, FUCILE C, WHITE R J, et al. Visualizing nationwide variation in medicare Part D prescribing patterns[J]. BMC medical informatics and decision making, 2018, 18(1):103.

[16] ZINK R C, MARCHENKO O, SANCHEZ K M, et al. Sources of safety data and statistical strategies for design and analysis: Clinical trials[J]. Therapeutic innovation and regulatory science, 2018, 52(2):141-158.

推荐人寄语

数据可视化是很有意义的创新工作。本章覆盖面广，实例翔实丰富，条理清晰。

精鼎医药研究开发（上海）有限公司副总裁　冯胜

可视化常见图例

数据可视化是一种以图形方式表示数据和信息的方法。它可以被描述为使用图表、动画、信息图等将数据转换为能够可视化的上下文。它有助于发现数据的趋势和模式。数据可视化有众多展现方式，不同的数据类型要选择适合的展现方法，现总结了几种常见的类型，给大家提供参考。

1 饼图

饼图是划分为几个扇形的圆形统计图表。每个扇形的弧长大小，表示该种类占总体的比例，饼图最显著的功能在于表现"占比"。

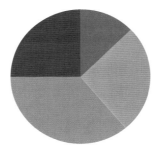

2 柱状图

柱状图可以展示多个分类的数据变化和同类别各变量之间的比较情况。适用对比分类数据（堆积柱状图），比较同类别各变量和不同类别变量总和差异（百分比堆积柱状图）。最显著的功能是显示同类别的每个变量的比例。

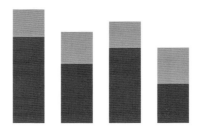

3 折线图

折线图是由笛卡尔坐标系（直角坐标系）、一些点和线组成的统计图表，常用来表示数值随时间间隔或有序类别的变化。非常能展示出按照时间轴的发展趋势。

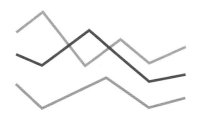

4 气泡图

气泡图是一种多变量的统计图表，由笛卡尔坐标系（直角坐标系）和大小不一的圆组成，可以看作是散点图的变形。通常用于展示和比较数据之间的关系和分布。

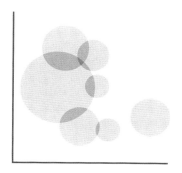

5 雷达图

雷达图是一种显示多变量数据的图形方法。通常从同一中心点开始等角度间隔地射出三个以上的轴，每个轴代表一个定量变量，最适合用来进行变量间的对比。

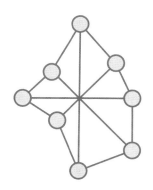

6 **矩形树图**

矩形树图，是一个由不同大小的嵌套式矩形来显示树状结构数据的统计图表。在矩形树图中，父子层级由矩形的嵌套表示。在同一层级中，所有矩形依次无间隙排布，它们的面积之和代表了整体的大小。

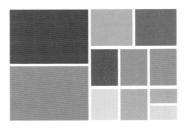

7 **曲线面积图**

曲线面积图，或称区域图，是一种随有序变量的变化，反映数值变化的统计图表，原理与折线图相似。而面积图的特点在于，折线与自变量坐标轴之间的区域，会由颜色或纹理填充。

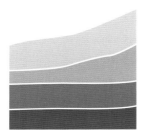

8 **直方图**

直方图，又称质量分布图，用于表示数据的分布情况，是一种常见的统计图表。一般用横轴表示数据区间，纵轴表示分布情况，柱子越高，则落在该区间的数量越大。

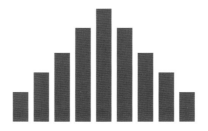

9 箱型图

　　箱型图是一种用作显示一组数据分散情况资料的统计图。主要可以用于反映原始数据分布的特征，还可以进行多组数据分布特征的比较。箱型图的绘制方法是：先找出一组数据的上边缘、下边缘、中位数和两个四分位数，然后连接两个四分位数画出箱体，再将上边缘和下边缘与箱体相连接，中位数上下的箱体用不同颜色表示。可以通过箱型图显示异常值等信息。

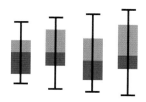